OBESIDADE
E EXCESSO DE PESO

COLEÇÃO QUESTÃO DE SAÚDE

- *Ansiedade, dádivas e malifícios: como prevenir e controlar* – Francesco Canova
- *Obesidade e excesso de peso: entre a doença e o problema estético* – Massimo Cuzzolaro e Ottavio Bosello

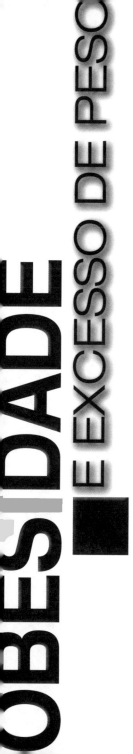

Ottavio Bosello
Massimo Cuzzolaro

OBESIDADE
E EXCESSO DE PESO

Entre a doença e o problema estético

Paulinas

Dados Internacionais de Catalogação na Publicação (CIP)
(Câmara Brasileira do Livro, SP, Brasil)

Bosello, Ottavio
 Obesidade e excesso de peso : entre a doença e o problema estético /
Ottavio Bosello, Massimo Cuzzolaro ; tradução Linda El Tini. – São Paulo
: Paulinas, 2010. – (Coleção questão de saúde)

 Título original: Obesità e sovrappeso : tra malattia e problema estetico.
Bibliografia.
ISBN 978-85-356-2579-0

 1. Corpo – Peso – Controle   2. Distúrbios alimentares   3. Obesidade
– Obras de divulgação   I. Cuzzolaro, Massimo.   II. Título.   III. Série.

	CDD-616.398
10-00065	NLM-WD 210

Índice para catálogo sistemático:

1. Obesidade e excesso de peso : Obras de divulgação : Medicina   616.398

Título original da obra: *Obesità e sovrappeso.*
Tra malattia e problema estetico
© 2006 by Società Editrice Il Mulino, Bologna.

Direção-geral: *Flávia Reginatto*
Editora responsável: *Luzia M. de Oliveira Sena*
Assistente de edição: *Andréia Schweitzer*
Tradução: *Linda El Tini*
Copidesque: *Mônica Elaine G. S. da Costa*
Coordenação de revisão: *Marina Mendonça*
Revisão: *Ruth Mitzuie Kluska*
Direção de arte: *Irma Cipriani*
Gerente de produção: *Felício Calegaro Neto*
Projeto gráfico: *Wilson Teodoro Garcia*

Nenhuma parte desta obra poderá ser reproduzida ou transmitida
por qualquer forma e/ou quaisquer meios (eletrônico ou mecânico,
incluindo fotocópia e gravação) ou arquivada em qualquer sistema ou
banco de dados sem permissão escrita da Editora. Direitos reservados.

Paulinas

Rua Dona Inácia Uchoa, 62
04110-020 – São Paulo – SP (Brasil)
Tel.: (11) 2125-3500
http://www.paulinas.org.br
editora@paulinas.com.br
Telemarketing e SAC: 0800-7010081

© Pia Sociedade Filhas de São Paulo – São Paulo, 2010

Introdução

O número de seres humanos sobre a Terra dobrou durante o século XX: somos o quádruplo da população mundial do início do século XIX (1,6 bilhão em 1904, 2,5 bilhões em 1952 e 6,3 bilhões em 2004). Diante desse vertiginoso crescimento demográfico, por muito tempo temeu-se que os recursos alimentares do planeta pudessem ser insuficientes e foram previstos terríveis estados de carestia por toda parte.

A partir do final da Segunda Guerra Mundial, a atitude imperativa era: vencer a fome. Portanto, produzir o máximo possível com o menor custo. Instituições internacionais foram criadas com este objetivo, como por exemplo a FAO (Food and Agriculture Organization), organização das Nações Unidas para a alimentação e a agricultura. O que hoje chamamos de *junk food* – alimentos hipercalóricos, gostosos e baratos (como batatas fritas, hambúrgueres, frango frito, pizzas etc.), na contramão do que se recomenda como alimentação saudável, ou *healthy food* (verduras, cereais, legumes, frutas, peixes, óleos vegetais etc.) – foi criado para alimentar suficientemente as faixas mais pobres da população norte-americana. Resumindo, uma só porção desses alimentos possui em média a metade das necessidades diárias de gorduras e, aproximadamente, todos os 20 gramas de gorduras saturadas (aquelas sólidas, derivadas dos animais), que representam o limite de ingestão diária aconselhado para uma dieta equilibrada. Um australiano, para não falarmos sempre dos americanos, consome em média mais de 40 gramas de gorduras saturadas por dia!

A batalha foi eficaz, apesar de ainda 850 milhões de pessoas sofrerem com a fome, ficarem doentes e morrerem por carência de alimentos, e populações inteiras, principalmente as africanas, serem flageladas por recorrentes casos de desnutrição. Mas é uma questão de desigualdade, não de limite produtivo: em 2000, no seu relatório mundial sobre alimentação e agricultura, a FAO declarou que: "A produção mundial atual é mais que suficiente para alimentar adequadamente seis bilhões de seres humanos".

O outro lado do desequilíbrio é a abundância, o consumo exagerado.

Grande parte do planeta vem sendo invadida pelo excesso de calorias e a obesidade é um problema que hoje em dia nos aflige. Em muitos países industrializados a sua difusão superou o patamar dos 15% da população, um limite crítico, além de representar – segundo dados da Organização Mundial da Saúde (OMS) – um fenômeno patológico que deve ser definido como epidêmico e impõe intervenção imediata. Em vários países de desenvolvimento recente, em processo de transição ou em vias de desenvolvimento, o aumento do peso corporal já é motivo de preocupação para os órgãos de saúde pública.

Não se consegue perceber sempre a tempo que, de um problema, agora são dois. Em junho de 2003, o presidente Luiz Inácio da Silva adotou para seu programa de governo o *slogan* "Fome zero"; porém, no final de 2004, o Instituto de Pesquisas Brasileiro denunciava o fato de que quarenta milhões de pessoas estão acima do peso ou são obesas (40% da população), que para cada mulher mal alimentada existem oito com excesso de peso e que entre os homens a relação é de um para quinze.

A população mundial cresceu consideravelmente em termos numéricos. E o seu peso aumentou muito: nunca houve tantos indivíduos obesos como nos últimos anos, tanto em números absolutos como percentuais.

Uma visionária metáfora poderia nos evocar Pundong, um novo bairro de Xangai, construído em menos de dez anos a partir de 1992, à margem direita do Huangpu, entre o rio e o mar da China. Dizem que o solo de Pundong afunda um centímetro e meio a cada ano, desde que os campos e as árvores que o cobriam foram substituídos, a uma velocidade vertiginosa, por uma selva de arranha-céus, cada vez mais altos e mais pesados.

Somos muitos. Estamos gordos. E temos sido bombardeados pelo convite para comermos e bebermos cada vez mais e, ao mesmo tempo, pela prescrição de emagrecer na mesma proporção.

Como Tântalo, o obeso de hoje é torturado pela necessidade de fazer regime, ao passo que se encontra diante de uma grande oferta de alimentos saborosos e baratos. E como Sísifo, quando, com enorme esforço, acredita que finalmente alcançou a meta proposta de emagrecimento, vê sua pedra escorregar pelas montanhas e não lhe resta outra alternativa a não ser repetir a tentativa eternamente.

Excesso de peso e obesidade trazem sérias consequências à saúde e à mente de muitas pessoas e, juntamente com o envelhecimento das populações, contribuem para tornar cada vez mais grave o equilíbrio da saúde pública: os últimos dados do Center for Desease Control and Prevention – CDC, de Atlanta, nos Estado Unidos, dizem que a obesidade está superando o fumo como o principal fator de risco de mortalidade, mas que pode ser prevenida.

Nos cálculos econômicos sobre as perdas causadas por problemas decorrentes do excesso de peso, em geral, se distinguem custos diretos, indiretos e pessoais. Os primeiros compreendem os gastos médicos ligados a internações hospitalares, consultas e tratamentos de combate à obesidade e a doenças a ela relacionadas. Na maior parte dos países, as despesas totais com a saúde pública estão entre 1% a 7%: 5,7% a 7% nos Estados Unidos, 2,4% no Canadá, 2,5% na Nova Zelândia, 2% a 3,5% na Europa e 3,4% no Brasil. Nos Estados Unidos (com quase 300 milhões de habitantes), calcula-se que os custos diretos com despesas médicas devido à obesidade e outras doenças relacionadas ao excesso de peso alcançaram os 120 milhões de dólares ao ano.

Na Europa, os custos atuais, somente com diabetes do tipo 2 (doença intimamente ligada à obesidade), estão em torno dos 15 bilhões de euros por ano, e 8% da despesa na área de saúde pública total da União Europeia é gasta devido a complicações médicas relativas ao diabetes. Na Itália, os custos diretos gerados pela obesidade superam 20 milhões de euros por ano, sendo mais de 60% desse total destinado às internações hospitalares por doenças dela decorrentes.

Os custos indiretos são aqueles devidos à diminuição na produtividade por doença, invalidez ou morte prematura. Finalmente, os custos pessoais são consequentes do estigma social que ataca os indivíduos obesos e que, como em um círculo vicioso, tende a comprometer a sua autoestima, a conquista de posições sociais de prestígio e, como resultado, seu rendimento pessoal. Dos custos pessoais fazem parte também valores mais altos nas coberturas dos contratos firmados com seguradoras de saúde e de vida, e as enormes quantias de dinheiro despendidas individualmente por produtos considerados emagrecedores e tratamentos de grande apelo comercial, com o objetivo de fazer perder peso.

Ainda uma consideração preliminar. A obesidade não é um problema estético: causa doenças e mata. Mas certa medicalização, banalização sistemática e grosseira da obesidade foi – e continua a ser – corresponsável pela desorganização do comportamento alimentar e do equilíbrio psíquico das pessoas obesas. Com isso, perde-se qualquer tipo de espontaneidade no ato de comer, são oferecidos argumentos saudáveis sobre a idolatria indiscriminada da magreza – versão massificada de ideal de beleza – e exagera-se na importância do peso para o sucesso pessoal, em vez de reconduzi-lo ao seu valor relativo. Planeja-se uma moralização – normalização do indivíduo –, mas que tem bem pouco de científico.

Tentar impor um modelo médico elementar da doença, incapaz de respeitar a pluralidade e a diversidade de fatores que interagem na origem do excesso de peso e na sua persistência, somente conseguiu agravar o fenômeno e contribuiu bastante para ressaltar o estigma social que persegue o obeso. Prescrever simplesmente um regime restritivo para uma pessoa acima do peso, escreveu Jules Hirsch há alguns anos, equivale à antiga receita de bater nos doentes mentais para fazê-los recuperar a sanidade.

Estar acima do peso, ser obeso, é uma condição que tem a tendência, talvez mais que outras, de esconder atrás da materialização exuberante e da aparente uniformidade personalidades complexas e diferentes entre si, ancoradas profundamente na subjetividade de cada um. As prescrições médicas como as do tipo estético acabam por reduzir o indivíduo obeso a um corpo-objeto. E a própria pessoa – primeiro agindo sem perceber e depois nas cegas tentativas de cura da sua obesidade – participa plenamente dessa obra de achatamento de desejos e necessidades e de extermínio das suas características individuais. Habitantes da aldeia global, súditos exaltados e atordoados pelo império da mídia em relação ao ato de alimentar-se, nós, seres humanos, temos a predisposição para pegar cada vez mais os caminhos divergentes, mas somente aparentemente, da obesidade e da anorexia/bulimia.

Na galeria de arte Hessisches Landesmuseum, em Darmstadt, Alemanha, é possível ver uma cadeira de madeira com um enorme bloco de gordura colocado sobre o assento. É uma obra de 1963 e o seu autor, o artista alemão Josep Beuys, lhe deu o simples título *Stuhl mit Fett* [Cadeira com gordura]. Em seus trabalhos, o corpo é o núcleo essencial, e dentre os materiais usados em suas obras aparecem, somente para dar alguns exemplos, linguiças envernizadas com pintura marrom, uma caixa de lata cheia de sebo com um termômetro dentro, a mordida de uma dentadura em um bloco de gordura. "Me alimento chupando energia", Beuys falava de si mesmo através de uma metáfora metabólica e vagamente anoréxica.

Enfrentar a epidemia global do excesso de peso, a qual não tem mais fronteiras geográficas e ataca indiscriminadamente homens e mulheres, crianças e idosos, é um desafio econômico, político, médico-biológico, psicológico e social. Será indispensável construir uma nova medicina para a obesidade, capaz de levar em conta a diversidade de aspectos e de dimensões. É o objetivo pelo qual dedicamos há muitos anos nosso trabalho e que inspirou este breve livro, escrito conjuntamente, ao se misturarem experiências e competências.

1 O que significa obesidade?

"Globesidade": uma pandemia explosiva

O neologismo *globesidade*, mistura de global com obesidade, apareceu pela primeira vez em fevereiro de 2001 em um relatório da Organização Mundial de Saúde – OMS. Referia--se à grave ameaça para a saúde pública – e, como consequência, para a economia –, causada pelo excessivo aumento do peso corporal dos seres humanos em todo o mundo.

Para muitos, o excesso de peso é um problema bem mais grave que o fumo. Inclusive porque ataca, em proporções cada vez maiores, a infância e a adolescência, provocando, somente para dar um exemplo, casos precoces de diabetes tipo 2, doença da qual há algum tempo não existia registro entre as crianças.

Neste início do século XXI, pode-se afirmar que a prevalência (casos já em evolução) e a incidência (casos novos por ano) de obesidade assumiram características de uma explosiva epidemia em rápida expansão, em todas as faixas etárias e, talvez, em todos os países do mundo.

O projeto Monica (Monitoring of Trends and Determinants in Cardiovascular Diseases Study), realizado pela OMS, contribuiu para fornecer dados confiáveis que são adicionados às informações colhidas pelos numerosos estudos efetuados em nível nacional.

Em síntese, pode-se dizer que, nos últimos vinte anos, tanto o peso corporal médio da população adulta como os casos de excesso de peso/obesidade aumentaram consideravelmente em todos os países da Europa ocidental, nos Estados Unidos, na Austrália e na China.

Nos países com economias mais ricas, o excesso de peso fica difuso nas camadas socioeconômicas mais baixas e com idade mais avançada. A presença de percentual elevado de casos de obesidade é mais facilmente observada na faixa etária compreendida entre os 50 e 60 anos e permanece alta também além dos 80 anos. O fenômeno é explicado pelo histórico natural da obesidade que tende a aumentar à medida que se envelhece e pelo aumento médio da expectativa de vida.

No Brasil, as últimas pesquisas que englobam as cinco macrorregiões têm revelado a tendência do aumento do sobrepeso e da obesidade (vamos esclarecer no próximo tópico os critérios para diferenciar a obesidade do excesso de peso). Dados da Pesquisa de Orçamento Familiar (2002-2003), do Instituto Brasileiro de Geografia e Estatística – IBGE, mostram que das 95,5 milhões de pessoas com 20 anos ou mais, 38,8 milhões tinham excesso de peso, das quais 10,5 milhões eram obesas, e aproximadamente 6% delas eram obesas mórbidas.

Nos Estados Unidos, os percentuais relativos ao excesso de peso são bem conhecidos e impressionantes, atingindo cerca de 30% da população adulta. Desse percentual, 70% dos homens estão acima do peso ou são obesos, com picos além dos 50 anos; entre as mulheres, uma em cada três entre os 50 e 60 anos é obesa. Os grupos étnicos concentrados nas classes socioeconômicas mais pobres apresentam as taxas mais elevadas: entre os hispânicos com mais de 40 anos, por exemplo, 80% estão acima do peso ou são obesos, e o mesmo acontece com mais da metade das mulheres de origem afro-americana. As crianças (entre 6 e 11 anos) e os adolescentes (entre 12 e 18 anos) são obesos em mais de 15% dos casos.

Na Grã-Bretanha e na Austrália, a obesidade atinge mais de 20% da população adulta. Já na Itália, sua prevalência entre os adultos gira em torno de 10% (mais ou menos como na França e na Suíça). Porém, a obesidade infantil é provavelmente mais difundida entre os italianos do que nos Estados Unidos. É um dado inquietante.

A fase de crescimento (a idade evolutiva) é um período de especial importância. Os primeiros cinco anos de vida são decisivos para o desenvolvimento do tecido adiposo e para o risco de obesidade: de acordo com alguns estudos, a metade das crianças com excesso de peso aos 5 anos vai continuar a tê-lo na idade adulta, e este resultado acontece a dois em cada três adolescentes com excesso de peso. A prevalência e a gravidade da obesidade na infância e na adolescência são tais que, em vários países, existem hoje mais jovens com menos de 20 anos com diabetes do tipo 2 ("não insulino-dependente", frequentemente ligada à obesidade) do que com diabetes do tipo 1 (antes conhecido como "diabetes mellitus insulino-dependente" ou "diabetes infantil"). Uma observação deve ser feita. O aleitamento materno prolongado do recém-nascido (por exemplo, no mínimo durante seis meses) é considerado por muitos um fator de proteção contra o excesso de peso e a obesidade. Contudo, um estudo recente (2006), publicado pelo prestigioso *American Journal of Clinical Nutrition*, colocou em dúvida esta tese.

O que mais chama a atenção é certo aspecto epidemiológico no fenômeno do excesso de peso/obesidade, observando-se em diversos e nos mais distantes países a sua explosiva difusão. Dramáticos aumentos da frequência dos casos de excesso ponderal são percebidos especialmente entre 1980 e 2000.

Vamos tentar ilustrar esta afirmação com alguns números extraídos de estudos desenvolvidos em diversas regiões do mundo. Nos Estados Unidos, nos últimos vinte e cinco anos a prevalência da obesidade simplesmente dobrou, e em somente cinco anos cresceu de 23% a 30%. Nesse mesmo breve período (1995-2000), a obesidade mórbida (classe III; veja tabela 1) passou de 2,9% para 4,7% para toda a população. Na Austrália, de 1985 a 1997, a prevalência de casos em que estão combinados excesso de peso e obesidade dobrou, e a obesidade nesse mesmo período triplicou.

Não foi diferente na maior parte dos países europeus. O aumento mais alarmante foi observado na Grã-Bretanha, onde a ocorrência dobrou em relação a 1980. Hoje quase 2/3 dos homens em idade adulta e mais da metade das mulheres do Reino Unido estão com excesso de peso ou são obesas. Na Inglaterra, entre 1995 e 2002, a obesidade dobrou entre os jovens: hoje, um rapaz em cada cinco e uma moça em cada quatro estão acima do peso ou são obesos. Entre os finlandeses, a obesidade dobrou entre os homens, de 10% a 20 % entre 1972 e 1997.

Na Holanda, de 1980 a 1998, a obesidade predomina e passou de 6% para 17,5% para os homens e de 8% para 22% para as mulheres. Entre os jovens, em meio século, de 1955 a 2003, a obesidade subiu de 0,1% a 6,8%. Um estudo sueco feito entre os soldados do exército, com idade média de 18 anos, comparou o índice médio de massa corpórea observado em 1971 com aquele encontrado em 1995: o predomínio da obesidade quadruplicou.

Então, nos países industrializados a obesidade é um fenômeno que pode ser considerado de proporções endêmicas, com poucas exceções. No Japão e na Coreia, a incidência é ainda inferior a 5%, mas está em crescimento, tendo dobrado entre os homens japoneses em relação a 1982.

Quanto aos países de desenvolvimento recente, em transição ou ainda em vias de desenvolvimento, os valores que predominam sobre excesso de peso e obesidade, em geral, ainda não são tão elevados. Todavia, essa tendência quase universal de aumento dos casos de obesidade também para esses países é um motivo de preocupação emergente de saúde pública. Em Gana, por exemplo, o número de indivíduos com excesso de peso ou obesos já está muito próximo daquele dos indivíduos abaixo do peso por desnutrição.

No Brasil, a obesidade aumentou muito nos últimos dez anos, principalmente em populações urbanas de baixa renda. Em um estudo com 535 famílias moradoras de favelas na cidade de São Paulo, encontraram-se 8,5% dos adultos com desnutrição e 36,5% com sobrepeso e obesidade. Já em uma pesquisa com famílias pauperizadas, cadastradas no Programa Comunidade Solidária do Governo Federal Brasileiro, 54,5% das mulheres e 30,7% dos homens estavam com sobrepeso e obesidade.

Daí se evidencia que progressos moderados na renda familiar em populações de baixa renda tendem a se tornar fator de risco para o excesso de peso. Esse fenômeno acontece porque, apesar da oferta de programas de suplementação alimentar, o que se verifica, na verdade, é o consumo de alimentos com baixo valor nutricional, altamente calóricos e com elevado teor de gordura, em especial produtos industrializados e doces.

Nos países do Oriente Médio e no Caribe, a obesidade se apresenta especialmente entre as mulheres. Na China, está em dramático aumento principalmente nas áreas urbanas. As sociedades da Micronésia e da Polinésia valorizavam uma antiga tradição em relação à obesidade como sendo sinal de riqueza e de *status* elevado. Certa quantidade de pessoas obesas sempre existiu, mas aumentou consideravelmente nos últimos vinte anos. Em 1991, nas áreas urbanas do arquipélago de Samoa Ocidental, três em cada quatro homens eram obesos. Nesse mesmo período, em um outro arquipélago do Oceano Pacífico meridional, as ilhas Tonga, as crianças em idade escolar são obesas em 23% dos casos.

Mas o que entendemos por obesidade?

Definição e classificação

A obesidade é uma condição anormal definida em relação a uma base morfológica anatômica: excesso de peso por excesso de massa gordurosa. Esta última especificação é necessária; às vezes, o peso corporal pode ser superior aos limites normais, inclusive por excesso de massa magra, muscular, como acontece com os fisiculturistas (*body builders*), que podem ter excesso de peso e ter um percentual de massa gordurosa inferior a 10%. Sendo assim, o peso corporal indica a quantidade da gordura corporal, porém, de forma aproximada e imprecisa, sobretudo nos atletas.

O corpo humano é feito de água, gorduras, proteínas, carboidratos, vitaminas, minerais, que compõem uma grande variedade de tecidos e órgãos. A massa gordurosa é um tecido adiposo; a massa magra compreende os ossos, músculos e órgãos. Todos temos – e devemos ter – certa quantidade de tecido adiposo no nosso corpo. Qual é a relação percentual entre a massa magra e a massa gordurosa na composição de um corpo sadio? Em média, a gordura corporal deveria ser algo em torno de 15% para um homem adulto e de 22%-25% para uma mulher adulta.

O tecido adiposo não é um simples depósito, uma reserva energética: é um complexo e refinado órgão endócrino que, através da produção e do envio para a corrente sanguínea de numerosas moléculas, intervém de maneira ativa e essencial no funcionamento do organismo. Por exemplo, uma jovem adolescente deve ter pelo menos 17% de gordura para que surja a menarca, o primeiro ciclo menstrual da vida. Sendo assim, se o componente adiposo desce abaixo de 15%, em geral o ciclo menstrual se interrompe. Considera-se que o nível crítico de leptina no sangue seja de 1,85 μg/ml (μg = microgramas, um milionésimo do grama); abaixo disso, a menstruação não ocorre. A leptina é a proteína produzida pelo tecido adiposo que comunica ao cérebro a quantidade de reservas de gordura presentes no organismo: menos gordura, menos leptina no sangue.

Quando o tecido adiposo torna-se excessivo, o resultado é a obesidade, condição física cada vez mais difundida na espécie humana e que já recebe a explícita qualificação de doença.

Vamos nos ater por alguns instantes à palavra "obesidade". Trata-se de um termo usado tanto na linguagem médica e científica como na linguagem coloquial. É derivada das palavras latinas *obesitas* e *obesus*, que também aparecem tanto nos escritos médicos de Aulo Cornélio Celso quanto nos escritos histórico-biográficos de Gaio Suetónio Tranquilo. A etimologia nos conduz a um vocábulo latino que já em si mesmo contém a mais comum tentativa de explicação do fenômeno: [gordura] causa (*ob-*) devida àquilo que se comeu (*-esum*; particípio passado do verbo *edere*, comer). Explicação que fatalmente traz consigo uma aura de responsabilidade pessoal e de culpa.

Venter obesissimus – "ventre gordíssimo", escrevia Plínio, o Velho, e usava o termo no superlativo com um espírito que podemos imaginar naturalístico, descritivo. Mas o uso figurativo que fazia o poeta Horácio através da expressão *iuvenis naris obesae* – "jovem de nariz largo/obtuso" – já mostrava certa tendência à depreciação.

O estigma social da obesidade começou há muito tempo. Mas voltemos aos dias de hoje. A partir de quanto em excesso de gordura podemos começar a falar em obesidade? Na medicina existem numerosas condições nas quais são consideradas doenças os desvios em relação a determinadas variáveis biológicas que apresentem valores considerados saudáveis. Nestes casos, o diagnóstico utiliza limites convencionais de normalidade (*cut off*), fixados por órgãos científicos internacionais, periodicamente revistos, com base em dados epidemiológicos e clínicos constantemente recolhidos. É o caso, por exemplo, da hipertensão arterial, cujo diagnóstico está ligado à elevação da pressão sistólica e diastólica superiores a 140/90 mmHg (milímetros de mercúrio) (para os diabéticos 130/80).

No caso do diabetes, o diagnóstico se apresenta somente se a glicemia em condição de jejum superar determinados níveis: até 1999, a OMS indicava 140 mg/dl; depois o nível foi diminuído para 126 mg/dl, porque se notou que já com estes valores poderiam começar a surgir complicações.

E também é o caso da obesidade, para a qual o diagnóstico baseia-se no encontro de um excesso de massa gordurosa considerada nociva à saúde. Por acaso, para ilustrar este método trouxemos três doenças – obesidade, hipertensão e diabetes – que, como veremos a seguir, estão intimamente ligadas entre si.

Bem, onde seria correto traçar a linha fronteiriça entre a condição de normalidade e a obesidade? Por mais que seja impreciso, como vimos anteriormente, podemos usar o peso corporal como parâmetro? Considerando que o peso do corpo aumenta com a altura do indivíduo, já no século XIX o astrônomo e estatístico belga Adolphe-Jacques Quetelet Lambert (1796-1874) propunha utilizar a relação peso/altura como medida mais significativa do peso simples. Logo depois, por razões estatísticas, convencionou-se usar o quadrado da altura. Nasceu assim o Índice de Massa Corporal – IMC – ou Índice de Quetelet (em inglês, *Body Mass Index* – BMI), já universalmente aceito como um bom indicador da massa corporal de um indivíduo adulto. O valor do IMC é calculado dividindo-se o peso em quilos pelo quadrado da altura em metros: $IMC = kg/m^2$. A este ponto, então, nossa pergunta: qual o valor de IMC plausível que marca a linha divisória entre a normalidade e a obesidade?

A história é longa e controversa. Na segunda metade do século XX foram estabelecidos diversos objetivos relativos ao peso (*weight goals*), aos quais corresponderia o melhor estado de saúde. Antes mesmo de citá-los precisamos nos lembrar de que foi justamente através da aplicação fundamentalista desses pesos ideais propostos pela comunidade científica que aconteceram tantos erros e insucessos clínicos no tratamento da obesidade.

Em 1959, as tabelas sobre o peso e a altura de homens e mulheres, elaboradas pela Metropolitan Life Insurance Companies (MLIC) e baseadas no grandioso *Body and Build Study* (mais de quatro milhões de pessoas analisadas, que eram associadas das 25 maiores companhias de seguros americanas), consideraram como peso ideal aquele que correspondia ao valor do IMC compreendido entre 21 e 22. Por peso ideal entendia-se o peso corporal coligado estatisticamente à expectativa de vida mais longa. Em 1979, as MLICs atualizaram suas tabelas. Os valores do IMC que correspondiam estatisticamente à maior expectativa de vida ficaram entre 22 e 24. Um leve aumento, à distância de vinte anos, pode ser atribuído às diferentes condições ambientais e de vida que começaram a se desenhar nos Estados Unidos e em grande parte do mundo ocidental depois da Segunda Guerra Mundial.

Em 1990, uma comissão do Governo dos Estados Unidos listou alguns dos princípios gerais em relação ao peso corporal ideal e considerou aceitável, após os 35 anos de idade, um moderado aumento. Um ano depois, a National Academy of Sciences, também nos Estados Unidos, publicou um novo relatório que iria contradizer clamorosamente àquele da comissão governamental, ao sustentar que, inclusive após os 50 anos, é melhor que o peso não aumente; ao contrário, seria preferível até que houvesse uma leve diminuição. Ainda em 1991, a conferência italiana Consensus, acerca de sobrepeso, obesidade e saúde, examinou os resultados das maiores pesquisas epidemiológicas de caráter prospectivo sobre a relação estatística entre peso-saúde-sobrevivência e propôs como parâmetro adequado valores de IMC que estivessem entre 20 e 25.

Os limites indicados pela OMS foram análogos, com uma diferença no valor mínimo (18,5 em vez de 20). A OMS sugeriu também uma classificação para os estados ponderais baseada nos valores do IMC, e que é bastante aceita (tabela 1).

Mas essa classificação sofre algumas limitações importantes.

O Índice de Massa Corporal é um indicador bem confiável da gordura corporal nos adultos com 18 anos ou mais, mas não nas crianças nem nos adolescentes. Além disso, inclusive na idade adulta, leva a superestimar a gordura corporal nos indivíduos com uma musculatura muito desenvolvida e, ao contrário, a subestimá-la naqueles com poucos músculos (por exemplo, nas pessoas idosas). Em terceiro lugar, os limites indicados pela tabela 1 se modificam de acordo com os tipos étnicos. E finalmente, além da quantidade total de gordura corporal conta muito a sua localização, quando se pensa nos riscos de doenças.

Sendo assim, para uma avaliação correta dos perigos para a saúde ligados ao peso, além dos valores de IMC, precisam ser considerados pelo menos outros três aspectos: a distribuição regional do tecido adiposo, a proveniência étnica do paciente e a sua idade.

Tabela 1. Classificação dos estados médios de acordo com a OMS

Classificação	IMC	Risco para a saúde
Abaixo do peso	< 18,5	Elevado devido à desnutrição
Peso normal	18,5 – 24,9	Normal
Acima do peso	25 – 29,9	Elevado
Obesidade classe I	30 – 34,9	Muito elevado
Obesidade classe II	35 – 39,9	Muito elevado
Obesidade classe III	= ou > de 40	Muitíssimo elevado

O Índice de Massa Corporal não é suficiente

Nos anos 1930, estudiosos como Ernst Kretschmer e Enrico Greppi já haviam descoberto que uma estrutura corporal de tipo masculino tem maior risco de apresentar diabetes, colesterol elevado, hipertensão, gota, arteriosclerose e derrame.

Alguns anos mais tarde, em um artigo pioneiro e hoje conhecido pelo título *La differenciation sexuelle, facteur déterminant des formes de l'obesitè* [A diferença sexual, fator determinante das formas de obesidade], que foi publicado no jornal *La presse médicale*, de 1947, o médico francês Jean Vague apresentou duas formas de obesidade – androide (em forma de maçã) e ginoide (em forma de pera) – e classificou a forma androide da gordura corporal como aquela com maior probabilidade de apresentar complicações metabólicas e cardiovasculares.

Hoje sabemos com certeza que, conforme o IMC, a gordura corporal localizada na parte visceral central (principalmente no abdome) está associada a um maior risco de doenças e morte, se comparada com outra localizada na parte subcutânea periférica do corpo (concentrada nas regiões dos quadris, coxas e nádegas).

Como se avalia a localização da gordura corporal? Os métodos mais diretos e precisos para determinar a distribuição da gordura corporal por região, e em especial da gordura abdominal, são a Tomografia Axial Computadorizada (TAC) e a Ressonância Magnética Nuclear (RMN). São exames complexos e caros, usados principalmente em pesquisas e aplicados nas práticas clínicas correntes.

Outros simples e muito úteis indicadores antropométricos indiretos de gordura corporal são aqueles que medem as circunferências corporais, principalmente a da cintura, que é medida logo acima do umbigo, e a lateral, medida nos quadris.

O uso da relação entre a circunferência da cintura e a circunferência dos quadris foi sugerido nos anos 1980. Foi repetidamente recomendado, por exemplo, pelas *Dietary guidelines for the americans*, uma publicação importante do Department of Health and Human Services – HHS e do Department of Agriculture – USDA dos Estados Unidos, atualizada a cada cinco anos: a primeira edição é de 1980 e a última, de 12 de janeiro de 2005. A relação entre a circunferência da cintura e dos quadris (*waist/hip ratio*) não deveria superar 0,95 nos homens e 0,80 nas mulheres.

Porém, foi amplamente demonstrado que a medida da circunferência da cintura e a relação da medida desta circunferência com a dos quadris são dois índices substancialmente equivalentes: estão relacionados e se acrescentam aos fatores de risco a doenças cardiovasculares (por exemplo, hipertensão arterial, hiperglicemia, dislipidemia).

Em virtude da simplicidade e talvez até por maior precisão, a medida da circunferência da cintura é considerada hoje o melhor indicador antropométrico para avaliar a gordura abdominal. Deveria ser introduzida como exame clínico de rotina durante as consultas médicas.

Quais são os limites normais da circunferência da cintura? Nos últimos anos, várias instituições e grupo de especialistas sustentaram que, em um adulto, os perigos para a saúde aumentam consideravelmente quando a circunferência da cintura supera os 102 centímetros nos homens e 88 nas mulheres.

Contudo, de acordo com outros estudos, estes índices já ultrapassam o limite indicado, pois valores mais baixos de circunferência da cintura já estão associados a um excesso de gordura na região das vísceras e, portanto, a um aumento da probabilidade de ter um ou mais fatores de risco a doenças cardiovasculares, inclusive quando o Índice de Massa Corporal é normal (IMC < 25; tabela 1).

Clinicamente, portanto, o diagnóstico de obesidade abdominal é mais importante do que o da obesidade em sentido absoluto. Um médico atento deveria calcular tanto o valor do IMC quanto medir a circunferência do abdome do paciente: quando este último valor superar 94 cm no homem e 80 cm na mulher, deve diagnosticar caso de obesidade abdominal (visceral), independentemente do valor do IMC.

Tabela 2. Circunferência da cintura e risco cardiovascular

Grau de risco	Mulheres (cm)	Homens (cm)
Normal	< 80	< 94
Médio	80 – 87	94 – 101
Elevado	88 – 110	102 – 120
Muito elevado	> 110	> 120

Quanto às diversidades étnicas, notou-se que os povos orientais têm maiores percentuais de gordura corporal no que se refere às medidas de IMC do que os de origem caucasiana. O fenômeno está ligado à diferente relação existente entre tronco/membros, e está abaixo, para aqueles povos, dos valores-limite de IMC indicados pela OMS e por nós reportados na tabela 1. Para os orientais são considerados normais os valores do IMC compreendidos entre 18,5 e 23,9. Os limites de excesso de peso são de 24 a 27,9. Por fim, define-se obeso um indivíduo cujo Índice de Massa Corporal seja igual a 28 kg/m² ou maior. É um dado importante tanto na prática clínica como nos estudos epidemiológicos, porque nos países ocidentais as comunidades de imigrantes, inclusive do Oriente, são cada vez maiores e, dentre os habitantes deste planeta, um em cada quatro é chinês.

A idade é um outro elemento a ser levado em conta no processo de diagnóstico. Já havíamos dito que até os 18 anos não são válidos os valores-limite do IMC indicados na tabela 1: será necessário levar em considerar as chamadas "curvas de crescimento". Na prática em geral, para identificar o excesso de peso e a obesidade nas crianças e adolescentes se usa o percentual do IMC. A *American Obesity Association* utiliza o percentil 85 como valor-limite para a obesidade. Seguindo estes critérios, uma criança será considerada com excesso de peso se o seu Índice de Massa Corporal for superior ao de 85% das crianças da mesma idade em uma amostragem representativa; será considerada obesa se tal índice for superior a 95%.

A medida da cintura é um indicador precioso, inclusive na idade pediátrica. Como na fase de crescimento não podemos indicar medidas-padrão do IMC, temos de levar em conta os percentis em função das várias faixas etárias. Crianças com medida de cintura superior ao percentil 90 (isto é, superior à circunferência da cintura de 90% das crianças da mesma idade) apresentam maiores fatores de risco à saúde.

E temos também a terceira idade, a fase da vida na qual o IMC tende a subestimar a gordura. Sabemos que nossa massa muscular ativa diminui com os anos. Assim sendo, nos idosos um eventual ganho de peso deve ser atribuído principalmente ao aumento do tecido adiposo.

Além disso, várias observações sugerem que nos idosos, com os anos, a localização da gordura corporal tende a mudar de lugar e o aumento (relativo ou absoluto) da gordura adiposa está associado principalmente a um acúmulo da gordura na região abdominal. Se considerarmos que a gordura na região abdominal representa, como já tínhamos visto, um fator de risco, independentemente de morbidade e mortalidade, o aumento do peso corporal, que frequentemente acontece na segunda metade da vida, não pode ser considerado um fato positivo. Então, parece-nos lógico recomendar que, mesmo depois dos 60 anos, deve-se cuidar para manter o peso estável, não devendo aumentar mais de 5%, ou, se possível, dentro dos limites normais do IMC (18,5-24,9).

2 Obesidade: hereditariedade...

Entradas e saídas

Excesso de peso e obesidade sempre foram consequência de um prolongado balanço energético positivo: estabelecem-se somente quando a entrada de alimentos supera, por muito tempo e em grande quantidade, o que é consumido pelo corpo. E a cura consiste em definir um balanço energético negativo adequado. Tudo isso sem criar desequilíbrios físicos e psicológicos ou carências nutricionais e, principalmente, sem provocar mudanças, em geral, efêmeras. Tarefa difícil, como demonstram as tentativas fracassadas; mais que isso, prejudiciais, causadas pelas tradicionais receitas para emagrecer.

Mas, no tratamento da obesidade, com o que temos de lidar? Com mecanismos biológicos cristalizados e, em especial, com uma predisposição hereditária ainda hoje invencível – como sustenta a genética mais determinista –, ou com costumes nocivos, adquiridos por influência ambiental, e talvez, até, por outras atitudes passíveis de serem mudadas.

Genética ou hábitos? *Natureza ou experiência adquirida?* A tese clássica, que é tema de debates de caráter biológico, médico e psiquiátrico, também pode ser discutida no campo da obesidade. Podemos tentar formular uma tese pensando que, para atuar e se manifestar em cada fenótipo, o comando genético precisa de outros fatores internos (especialmente outros genes) e externos (o ambiente, as experiências e as circunstâncias da vida).

De qualquer forma, resta ainda levar em conta a importância relativa de cada um deles e a necessidade de conhecer as bases biológicas que regulam os hábitos alimentares, o metabolismo e, portanto, o peso corporal.

Desse modo, seria interessante partirmos de um conceito básico para estudar tanto os mecanismos que regulam o peso corporal como, consequentemente, a obesidade: o conceito de metabolismo.

Metabolismo

O que entendemos por este conceito? Uma definição possível, dentre várias, talvez seja a seguinte: o conjunto e o ritmo dos processos através dos quais o corpo consome energia para a manutenção da vida. O que caracteriza os sistemas biológicos são os processos metabólicos, o fluxo incessante de matéria e energia que, através de uma rede de reações químicas, permite que um organismo se desenvolva, funcione, regenere-se e se reproduza.

A fim de compreendermos o metabolismo, precisamos levar em conta dois diferentes aspectos: o fluxo da matéria e da energia e a rede das ações e retroações.

Para descrever o primeiro aspecto, será válida principalmente a linguagem da Física e da Química, enquanto para o segundo, a rede, serão necessários também um ponto de vista formal e o uso de linguagem formal (ordem, organização, complexidade etc.). A rede se auto-organiza: cada processo biológico que entra no fluxo vai gerar outros que, por sua vez, novamente provocam eventos de caráter físico-químico. Esses sistemas naturais, de enorme complexidade, foram colocados à prova e refinados no curso de milhões de anos e produziram estruturas ecologicamente sustentáveis, adaptadas a determinados ambientes.

Vamos retornar ao metabolismo. Sabemos que nosso corpo queima calorias. Todo dia ele tem necessidade de energia, continuamente, durante vinte e quatro horas, para tudo que fazemos, ou não fazemos, inclusive durante o sono.

Em média, o consumo de energia cotidiana necessária para viver está assim dividida:

- cerca de 70% destina-se ao assim chamado metabolismo basal (*Resting Metabolism Rate* – RMR), que corresponde ao consumo de energia por parte do organismo em condições de absoluto repouso e estabilidade térmica;

- cerca de 15% serve para a produção de calor e para regular a temperatura corpórea (termogênese). O ser humano é um animal homeotérmico: a sua temperatura interna precisa ser mantida constante (37,4º). Quando ela sobe, como nos casos de febre ou quando a temperatura externa é mais elevada, o consumo energético necessário para dissipar o calor aumenta. Mas se a temperatura cai, por exemplo, no caso do frio, o corpo precisa de mais energia para produzir calor;

- o restante, cerca de outros 15%, representa o gasto com a atividade motora.

Com tudo o que foi dito, chegamos a duas conclusões. Antes de tudo, assim como na ingestão de calorias, o equilíbrio energético do organismo pode ser positivo ou negativo em função dos custos metabólicos ligados aos diversos itens de consumo que acabamos de descrever. Em segundo lugar, os percentuais relativos aos três itens de consumo energético podem variar de acordo com as condições ambientais e a atividade motora.

A fração ligada ao metabolismo basal é provavelmente aquela que está mais ligada à constituição genética e também a que tem menor variação. Por outro lado, mudam muito, de um indivíduo a outro e de um momento a outro da vida, os valores correspondentes à termogênese e à atividade física.

Devemos lembrar que a termogênese não tem somente a função de regular a temperatura do corpo, mas serve ainda para ajustar o equilíbrio energético.

Depois da fase de crescimento, para manter estável o peso corporal, nossos sistemas de controle da alimentação deveriam adequar o consumo calórico na exata proporção do gasto energético, mantendo assim o equilíbrio. Mas não são tão refinados assim, capazes de adequar cada grama de acordo com a ingestão e o consumo: até em um organismo sadio (especialmente aquele não obeso), em condições de ampla disponibilidade de alimento, a ingestão calórica sempre tende a ser um pouco mais elevada do que as reais necessidades. Se não existissem os mecanismos de compensação, consumir mais calorias por dia do que as essenciais bastaria para que, em poucos anos, chegássemos a um ganho de peso.

O nosso organismo consegue perceber o excesso e, dentro de certos limites, é capaz de gastá-lo sob forma de calor.

Mais do que isso, utiliza principalmente as gorduras como combustível preferencial para tal dispersão. Portanto, se essa capacidade for menor, até parcialmente, ou menos importante e ultrapassada pela alimentação consumida, o aumento de peso torna-se inevitável.

Vários pesquisadores sustentam que um defeito termogenético, de tipo hereditário, poderia estar entre os fatores responsáveis por se ter mais propensão para engordar. Em outros termos, pelo menos em uma parte dos casos, uma reduzida capacidade de queimar as calorias adquiridas em excesso poderia estar ligada a uma predisposição genética e influir na etiopatogênese do excesso de peso.

Dissemos que a quantidade de calorias gasta para atividade motora gira em torno de 15%. Na verdade, varia consideravelmente no caso de um indivíduo sedentário e de um trabalhador braçal, que desenvolve atividades pesadas, ou de um esportista de nível competitivo. Nesses casos, todo o balanço energético muda, e alteram-se os percentuais relativos às várias frações.

Figura 1. O balanço energético

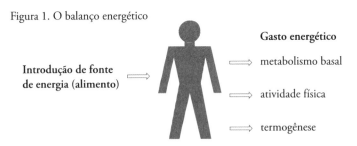

O perfil genético exerce sua influência inclusive na atividade motora. Em especial, parece que a atividade motora espontânea, os micromovimentos involuntários que os ingleses chamam de *fidgeting*, depende, em primeiro lugar, da predisposição constitucional. Retomaremos este tema no item dedicado à atividade física.

Portanto, o patrimônio genético condiciona, de diferentes maneiras, todos os elementos ligados ao gasto de energia: metabolismo básico, termogênese, consumo devido à atividade motora. Mas podemos de alguma forma ativar o metabolismo e aumentar o gasto de energia diário sem recorrer a remédios, somente corrigindo alguns aspectos de nosso estilo de vida?

Por sorte, a resposta é afirmativa. Diversos fatores agem no gasto energético e no ritmo de atividade metabólica, e pelo menos sobre alguns destes temos condições de exercer certo controle.

Falaremos mais claramente nos parágrafos dedicados à terapia e à prevenção. Aqui nos limitaremos a classificar os principais agentes em jogo:

- a quantidade de tecido muscular: o metabolismo de base aumenta com seu crescimento. Portanto, a atividade física faz bem por muitas razões, dentre elas, a despesa calórica direta e o aumento do metabolismo de base;
- a frequência das refeições: quanto maior o tempo entre uma refeição e outra, mais lento torna-se o metabolismo. O jejum induz o organismo a conservar o máximo possível de suas reservas de energia e, portanto, a baixar a chama da atividade metabólica. Por isso que, entre outras coisas, deixar de fazer uma refeição é, sem dúvida, a pior atitude quando queremos perder peso, isto é, eliminar gordura corporal em excesso.

- o nível de atividade física: ativador metabólico importante que dá condições para que a introdução de calorias cotidianas seja adequada ao gasto de energia;
- a escolha dos alimentos: por exemplo, uma dieta completamente sem ou quase nenhuma gordura tende a acelerar o metabolismo;
- a hidratação;
- a constituição genética: algumas pessoas, conforme sua condição, têm um metabolismo mais ativo;
- o funcionamento das glândulas endócrinas: por exemplo, da tireoide;
- o estresse: seja por ação direta sobre o metabolismo, seja porque induz muitas pessoas a comer mais.

Estresse. Vamos nos deter um pouco mais nesta palavra, a qual se usa tão constantemente na linguagem comum e nas *ingênuas teorias* sobre a origem das doenças, incluindo-se a obesidade. O termo "estresse" não foi inventado pelos médicos. Deriva da gíria usada nas fábricas inglesas do século XIX para indicar as provas de resistência feitas para estudar as reações dos metais diante da aplicação de força (*stress reaction*). Transferida para a medicina, tornou-se o nome dado às reações do organismo diante de solicitações (*stressors*) breves ou longas, de natureza física ou psicológica. De acordo com uma descrição que se tornou clássica, tal reação se articula em uma primeira fase de alarme, uma segunda fase de resistência e uma terceira de adaptação ou exaustão.

Adaptação ou exaustão. O fenômeno do estresse nem sempre é patológico. Somente torna-se patológico quando o agente externo ameaça as capacidades de defesa, esgotando-as e provocando um rompimento na integridade psicofísica do organismo. Apenas nesse momento o evento estressante produz efeitos traumáticos. Estresse e trauma não são sinônimos. E mais, um trauma eventual pode ser reconhecido unicamente como consequência de um evento estressante.

No próximo capítulo vamos falar sobre o papel dos eventos da vida e como eles colaboram para o surgimento da obesidade. Neste momento nos interessa destacar um dado: a constituição genética desenha a estrutura geral de reação ao estresse e influencia a resistência, maior ou menor, que cada indivíduo tem diante de diferentes eventos estressantes.

Uma questão merece breve atenção: pode-se dizer que as dietas hipocalóricas representam um evento estressante ao organismo? Temos de admitir que sim; quanto mais restritivas e quanto mais pobres em açúcares, mais estressantes se tornam.

Cérebro, glicose e estresse

Cada célula do organismo tem necessidade de energia para realizar suas funções.

A energia provém, essencialmente, do metabolismo intracelular da glicose e dos ácidos graxos. Muitas células também conseguem utilizar eficazmente outros substratos energéticos, como as proteínas, o ácido lático e os corpos cetônicos, transformando-os em glicose.

Porém, entre todas as células, existem algumas com necessidades especiais: são as células do sistema nervoso central (SNC), que não querem nenhum outro nutriente, além da glicose. Este dado é a chave para a interpretação de vários fenômenos. Quando existe queda da glicemia (por exemplo, pela manhã em jejum), o cérebro imediatamente *sente* a situação, inclusive antes que apareçam os sintomas clássicos da hipoglicemia: fraqueza, vazio no estômago, sudorese, sensação de fome. Assim começam a ser emitidos, a partir do cérebro, os sinais para restaurar os níveis hemáticos da glicose. O modo mais rápido para conseguir isso é recorrer e mobilizar as reservas de glicose do organismo, o glicogênio depositado no fígado e nos músculos. A adrenalina é a principal mediadora desse processo. Ela ativa enzimas que liberam glicose do glicogênio e, ao mesmo tempo, eleva a pressão arterial, acelerando os batimentos cardíacos para levar, mais rapidamente e em maior quantidade, sangue ao cérebro, a fim de satisfazer suas necessidades metabólicas. O cérebro não aguenta a falta de glicose! Se a hipoglicemia não for regulada rapidamente, e descer abaixo de certos limites, perde-se a consciência, atinge-se o estado de coma, podendo-se chegar à morte. Contudo, as reservas de glicogênio são muito limitadas. Assim, o cérebro mobiliza outros hormônios, além da adrenalina, para procurar manter uma adequada quantidade de glicose e atender à demanda. Em especial, entra em cena um hormônio produzido pelo pâncreas, o glucagon, capaz de ativar a chamada gliconeogênese, isto é, a sintetização da glicose dentro das próprias células.

Para que ocorra, é fundamental existir um adequado substrato de matéria-prima que possa construir novas moléculas de glicose. Um aminoácido, a alanina, é a molécula preferida para alcançar tal objetivo. Sempre através do estímulo dado pelo cérebro, as glândulas suprarrenais liberam cortisol, que desintegra proteínas dos músculos e dos ossos; de tais proteínas obtém-se o aminoácido alanina que o glucagon vai utilizar para fabricar glicose.

Além disso, o conjunto dos mecanismos descritos representa a base biológica de reação do organismo a qualquer evento estressante. A queda nos níveis de glicemia é avaliada pelo cérebro como uma situação de emergência, considerada uma agressão à qual é preciso responder imediatamente.

A reação de estresse, resposta do organismo a qualquer condição crítica, representa um mecanismo de proteção e defesa. A disponibilidade da glicose para as células do sistema nervoso central é indispensável para o seu funcionamento. Reflexos e processos cognitivos dependem da sua eficiência, que por sua vez é ligada à disponibilidade de energia em forma de glicose.

O estresse, a curto prazo, traz efeitos positivos, mas se tal estado se mantém por muito tempo pode causar danos à saúde. A adrenalina, essencial em situações imediatas, torna-se perigosa a longo prazo, porque pode danificar o coração e as artérias. O cortisol, útil por um período breve, quando se prolonga no organismo provoca estragos nos ossos e músculos.

Um jejum prolongado e repetitivo representa graves prejuízos à pessoa.

Fome e saciedade

Falamos até agora, principalmente, a respeito do gasto de energia. Demos um panorama sobre os processos biológicos que o sustentam e a influência que os fatores genéticos têm sobre ele.

Quais são os mecanismos que regulam a entrada de calorias, isto é, o que e quanto comemos? E em que medida esses mecanismos são hereditários? No homem, e nos animais, a alimentação é controlada por sinais, os quais não só aceitam os alimentos como também saem a sua procura. Os mecanismos reguladores envolvem vários níveis de raciocínio, emoções e comportamentos. Uma parte do cérebro, o hipotálamo, é especialmente envolvida.

A fome é o sinal de necessidade de alimento, sinal de alarme, uma sensação desagradável, no mínimo dolorida. Somos levados a acalmá-la através da ingestão de qualquer comida.

Em geral, à palavra "apetite" se atribui um significado diferente. Mais próximo da ideia de desejo que à de necessidade elementar e irrenunciável. Desejo de algum alimento específico, solicitado por fatores não somente de tipo energético: o apetite é uma sensação agradável, associada àquilo que se vê, ao cheiro que se sente, à lembrança de alguma coisa já conhecida. Do outro lado, encontramos os sinais que nos informam que a carência de alimento já foi satisfeita.

A sensação de que já estamos satisfeitos começa já no decorrer da refeição, induzida pela distensão do estômago. Depois aparece a saciedade, o indício mais forte e definitivo que nos leva a parar de comer e não voltar a fazê-lo por certo tempo. Uma outra diferença é aquela indicada pelos fisiologistas através de duas palavras em inglês, *satiation* e *satiety:* a primeira corresponde ao sistema de sinais que põe fim a cada refeição; a segunda é aquela que determina a frequência das refeições. A saciedade não aparece imediatamente com o término da necessidade energética do alimento, mas um pouco depois; os sinais da falta de alimento são mais fortes e mais urgentes do que aqueles do fim da sua necessidade.

É lícito afirmar que esse seja um mecanismo ancestral desenvolvido para permitir que o organismo assuma a energia quando está disponível, em quantidade maior do que a estritamente necessária para reequilibrar o balanço momentâneo. Assim, é possível imaginar certa quantidade de reservas para os períodos de carestia. Processos que já foram considerados providenciais, mas pouco reais, ou até inimagináveis no ambiente de vida atual. Em grande parte do mundo a disponibilidade de alimento tornou-se constante e excessiva, e o esforço físico exigido para trabalhar e viver diminuiu drasticamente. E a mudança aconteceu tão rapidamente que não deu tempo aos sinais de controle para adaptarem-se a essa nova realidade.

Apetite, fome, sensação de satisfação e saciedade. À parte o problema das mudanças ambientais, estamos ainda no campo das sensações conscientes, parâmetros relativos e aproximados, que não são suficientes para regular o peso corpóreo nas diferentes fases da vida e, portanto, para ajustar os padrões alimentares.

O que sabemos sobre os outros sistemas biológicos capazes de medir o equilíbrio energético e a importância das reservas e de controle, através de uma extraordinária rede de ações e reações, metabolismo e alimentação?

Da teoria do lipostato à leptina

Realmente, no homem e nos organismos animais, as variações de peso corpóreo são tendencialmente bem controladas e se mantêm em 1% por um longo período de tempo.

Há meio século começou a aparecer a teoria do lipostato (*adipostat*).

De alguma forma, o cérebro animal recebe informações precisas sobre a quantidade de gordura acumulada e, com base neste dado, consegue regular tanto a entrada calórica quanto o gasto de energia. O lipostato é um misterioso dispositivo de controle do nível de peso corporal durante os anos, desde a infância até a adolescência, e em torno do qual se continua ancorado na idade adulta. Mas como o cérebro consegue avaliar o peso e, mais que isso, a quantidade de gordura presente no corpo, como os depósitos adiposos? As percepções visuais e interoceptivas não representariam um mecanismo confiável. Os organismos vivos desenvolveram então um complexo sistema de sinais que regula a entrada de calorias, o gasto energético e a diferenciação do tecido adiposo.

Tal sistema compreende muitas moléculas, os neurotransmissores, receptores que envolvem e ampliam as mensagens provenientes das diversas regiões do corpo, transformado-as em sensações de fome ou de saciedade, iniciando ou interrompendo o consumo de alimento e promovendo outros processos metabólicos.

O estudo das mudanças naturais e a manipulação genética de ratos, com produção de fenótipos abaixo ou acima do peso, produziram nos últimos trinta anos uma impressionante quantidade de dados e permitiram que se fizesse um modelo fisiológico de regulação do peso corporal que, apesar de preliminar e incompleto, já está revolucionando nossa visão sobre a obesidade. Determinadas experiências de parabiose, efetuadas com ratos há mais de trinta anos, levaram a pensar que existem, e circulam pelo sangue, substâncias capazes de regular o peso corporal. Nesses estudos, um rato geneticamente obeso e um rato normal eram colocados em condições de circulação cruzada: o sangue dos dois animais se misturava. Observou-se que o peso do animal sadio continuava constante, enquanto o do animal obeso tinha tendência de diminuir. O resultado fez supor que no animal sadio existisse uma substância que faltava naquele obeso, capaz de controlar o peso corporal e de limitar o acúmulo de gordura.

Essa tese permaneceu assim até alguns anos atrás, quando foi isolada uma molécula à qual se deu o nome de leptina, do grego *leptós* (magro).

A leptina é uma proteína de 167 aminoácidos, sintetizada e enviada ao sistema circulatório pelo tecido adiposo. Esta e outras descobertas nos levam hoje a falar de órgão adiposo mais do que tecido adiposo. As células adiposas não são somente depósitos inertes de reservas energéticas, mas um verdadeiro órgão com funcionamento ativo e uma importante produção de hormônios, substâncias sinalizadoras, reservadas no sangue, mas ativas à distância. Os níveis hemáticos da leptina têm forte relação com a gordura corporal total: quanto maior é a importância dos depósitos adiposos, mais alta é a leptinemia (concentração de leptina no sangue).

O sexo das pessoas exerce uma influência básica: em relação à gordura corporal, as mulheres têm níveis de leptina mais elevados; as crianças comportam-se similarmente aos adultos, independentemente do sexo. A leptina funciona como um sinal hormonal que coliga o metabolismo periférico ao sistema de integração localizado no hipotálamo. De

Obesidade e excesso de peso

fato, vai interagir com os receptores situados sobre os neurônios hipotalâmicos.

Portanto, a leptina é aquele sinal periférico que havia sido considerado, pela teoria do lipostato e pelas primeiras experiências em parabiose, capaz de informar o sistema nervoso central sobre a quantidade de energia acumulada sob forma de tecido adiposo.

Já foi amplamente provado com os ratos que defeitos do gene *ob*, que comanda a síntese da leptina (ratos *ob/ob*), e mutações que alteram o receptor do hipotálamo da leptina (ratos *db/db*, ratos *fa/fa*) provocam obesidade. Porém, essas alterações genéticas não têm papel significativo na etiopatogênese da obesidade humana.

Na verdade, nas pessoas obesas os níveis de leptina são muito elevados – como é esperado que sejam – e bastante relacionados com as diferentes medidas de adiposidade: massa de tecido adiposo, percentual de gordura corporal, Índice de Massa Corporal (IMC), gordura subcutânea. Isto nos leva a pensar que, na obesidade humana, o tecido adiposo funcione corretamente e que o defeito esteja, se houver, nos níveis dos mecanismos centrais que regulam a entrada de calorias e o gasto energético.

Com base nesta teoria, foi formulada a hipótese do trabalho de uma leptino-resistência dos obesos, análogo à insulina-resistência no diabetes de tipo 2 (não dependente de insulina). De qualquer modo, a leptina é somente uma das tantas moléculas em jogo.

Voltemos a falar sobre a fisiologia do sistema lipostático e vamos observar aquele outro personagem em cena, ou, para

OBESIDADE: HEREDITARIEDADE...

usar uma metáfora diferente, alguns outros "nós" da complicadíssima rede biológica de equilíbrio entre o peso corporal e os hábitos alimentares. A ação da leptina sobre o hipotálamo inibe, entre outras coisas, a expressão de uma molécula, um neurotransmissor chamado *neuropeptidio ypsilon* (NPY), importante sinalizador químico central da fome. Outras moléculas sinalizadoras chegam do sistema gastrointestinal, quando estamos em jejum ou após a ingestão de alimento (por exemplo, a grelina e a colecistoquinina, coligadas respectivamente à fome e à saciedade). Assim, as vias de saída do sistema lipostático controlam a ingestão do alimento, o sistema nervoso autônomo, a atividade reprodutiva, o metabolismo de base e a termogênese.

A propósito de gasto energético, há algum tempo foi descoberta uma proteína, chamada desacopladora (*uncoupling*), componente do tecido adiposo hipointenso (escuro), em cujo âmbito se desenvolve a função de dissipar energia sob forma de calor (UCP-1, *uncoupling protein-1*).

Devemos lembrar que, em condições normais, a oxidação dos nutrientes se mistura com a produção de ATP (adenosintrifosfato), substância capaz de reter energia e depois enviá-la para as diversas necessidades do organismo: a proteína desacopladora impede justamente a ligação oxidação-acúmulo de energia.

O tecido adiposo escuro está presente nos animais e nos recém-nascidos, mas é praticamente ausente no organismo dos humanos adultos. Isto gerou, por muito tempo, a convicção de que a proteína desacopladora tivesse pouco valor para regular o equilíbrio energético das pessoas; mas a recente descoberta de

43

outras proteínas desacopladoras em diversos tecidos humanos – como no tecido adiposo branco, aquele dos nossos depósitos de gordura (UCP-2), e no músculo (UCP-3) – indicou um novo sistema que regula a energia, aberto a possíveis tratamentos terapêuticos. Estão sendo feitas pesquisas nesse campo com a esperança de encontrar remédios para a cura da obesidade.

Um outro objetivo das pesquisas biológicas nestes últimos anos tem sido representado pelos receptores ß3-adrenérgicos, destinados a transmitir um sinal de gasto de energia sob forma de calor, quando o organismo possui reservas adiposas em excesso. Estudos sobre os organismos humanos sugerem que uma variante desses receptores poderia estar associada a uma reduzida capacidade metabólica, ao aparecimento precoce de diabetes e a graus mais elevados de obesidade. A eficiência metabólica é um importante fator de risco para a obesidade e parece estar muito ligada ao patrimônio genético. Os agonistas ß3-adrenérgicos, moléculas capazes de ativar os processos que acabamos de descrever, estão na mira das pesquisas farmacológicas.

Dessa forma, sem dúvida renunciamos à ideia de propor uma lista, logicamente provisória, das moléculas envolvidas nesses processos, lista que se enriquece com as novas descobertas a um ritmo vertiginoso. Neste capítulo, pensaremos somente em oferecer uma noção geral dos fenômenos biológicos que estão em campo.

As descobertas dos últimos anos permitiram que entendêssemos que o controle da alimentação, do metabolismo e do peso é confiado a uma estreita rede de sinais constituídos por hormônios e por neurotransmissores. Estes se articulam, potencializam-se e se inibem em função das informações que chegam da periferia sobre o estado das reservas adiposas e sobre as necessidades de energia, isto é, de alimento.

Vamos tentar recapitular, de maneira sumária e simplificada, como funcionaria o sistema de homeostase energética:

- se as reservas adiposas são abundantes, sobe a concentração de leptina no sangue, a atividade do peptide NPY, que estimula a ingestão de alimento, é reduzida e aumenta aquela das proteínas desacoplantes;

- se as reservas adiposas são escassas (ou quando o indivíduo se submete a jejum prolongado), baixam os níveis de leptina, a atividade da molécula NPY aumenta, enquanto a das proteínas desacoplantes reduz-se.

Ao estudarmos detalhadamente o conjunto dos sinais, notamos que é bastante rico, redundante, principalmente na parte que evoca a fome e que dá início ao ato de comer. O sistema lipostático é muito mais organizado, articulado e eficiente para economizar calorias do que para consumir o eventual excesso. Como já foi dito por diversas vezes, podemos explicar o fenômeno em termos evolucionistas. A força da vontade de procurar alimento e de consumi-lo foi, por milhares de anos, uma das condições essenciais para a sobrevivência dos organismos expostos a ambientes em que a disponibilidade de comida era incerta e descontinuada, e o gasto energético necessário para viver era muito alto.

Desse modo, todo o substrato biológico interage no homem com uma trama de sensações, percepções, memórias conscientes e inconscientes, movimentos emocionais e oscilações de humor significantes e contendo uma linguagem que compõe o vasto lado psicológico e subjetivo das relações homem-alimento-atividade física.

Magreza e resistência à obesidade

Por que, no mundo atual, nem todas as pessoas sujeitas a uma oferta de alimento excessivamente abundante e a condições de vida cada vez mais sedentárias engordam?

Em muitos países desenvolvidos, a metade da população está acima do peso, mas a outra metade, nas mesmas condições ambientais, consegue manter um peso normal. Por quê? Por razões genéticas?

Na verdade, a distribuição dos valores do IMC na população, em geral, é muito heterogênea. Diz respeito à etnia, ao sexo, à idade e ao nível sociocultural. A magreza parece ser uma característica estável e hereditária, assim como a obesidade. Nos últimos anos, numerosos estudos foram feitos pensando em identificar aquelas raras mutações genéticas que aumentam o risco de desenvolver a obesidade. Como vimos anteriormente, levaram-nos a descobertas importantes.

No entanto, não foram realizadas pesquisas capazes de identificar os *loci* gênicos da magreza – ou da resistência à obesidade –, que na verdade existem.

A propósito, o que é mais correto dizer: "magreza" ou "resistência à obesidade"? As duas expressões não são equivalentes. Nem sempre a magreza coincide com estado de proteção contra a obesidade: pode ser totalmente contingente, ligada a doenças somáticas ou mentais, à ingestão de remédios, ao abuso de drogas ou a outros fatores. Falamos de resistência à obesidade, quando nos referimos àqueles organismos que não se tornam obesos, mesmo que experimentalmente expostos a dietas hipercalóricas e hiperlipídicas.

O conceito de resistência à obesidade (ou magreza constitucional) é aquele que se adapta melhor à questão que nos interessa: se comparados, e nas mesmas condições ambientais, quais fatores protegem alguns organismos da obesidade? Os elementos em jogo no desenvolvimento do fenótipo magro são muitos, cada um deles submetido a influências genéticas: uma favorável relação massa magra/massa gorda, elevados níveis de atividade (em especial aquela mínima atividade física involuntária que os ingleses chamam de *fidgeting*), eficazes processos de *satiation/satiety* (devemos nos lembrar de que o primeiro acontece no final de cada refeição, enquanto o segundo determina a frequência das refeições), reduzida preferência por alimentos com maior conteúdo de calorias e gorduras e elevado metabolismo de base.

Estudos sobre a resistência à obesidade, feitos entre jovens e adultos, descobriram que aqueles que são capazes de manter o físico estável (oscilações não superiores a três quilos em cinco anos) são cerca de 20%: um em cada cinco! E os homens têm maior incidência que as mulheres. São predicados favoráveis à estabilidade de peso: um histórico sem regimes, não ter passado por gravidez, não ter sido fumante e não consumir bebidas alcoólicas. As pessoas que possuem resistência à obesidade comem menos frequentemente em restaurantes e consomem menos *fast-food*. A quantidade de atividade física voluntária, ao contrário, não se tornou uma característica significativa de resistência à obesidade futura.

Vamos explicar melhor este ponto, bastante paradoxal, para evitar mal-entendidos. Os magros por constituição assim permanecem independentemente do fato de terem realizado atividades esportivas ou trabalhos braçais estafantes na juventude. Mas para todas as outras pessoas a atividade física continua sendo um elemento essencial na prevenção e na cura da obesidade e das patologias a esta associadas, como veremos melhor a seguir: um modesto aumento de atividade física programada, relativa a 200 calorias por dia, pode ajudar a combater o aumento de depósitos adiposos, com uma significativa redução no risco de problemas cardiovasculares.

Por sua vez, o gasto energético das atividades físicas não ligadas a movimentos voluntários tem um papel significativo e é responsável por boa parte da variação na resistência constitucional ao aumento de peso. Falemos nos movimentos conhecidos por *fidgeting*, mencionados anteriormente: pequenos movimentos involuntários, irriquietação motora, tendência a gesticular. Alguns indivíduos são capazes de gastar até 800 calorias ao dia nestas atividades espontâneas, mesmo que estejam fechados em um quarto. O *fidgeting* é um traço constitucional importante na resistência hereditária à obesidade. Não podemos modificá-lo com um ato voluntário.

Hereditariedade...
a importância da predisposição genética

Para viver por dez anos, são necessárias cerca de 100 milhões de calorias. Para que o peso do corpo permaneça estável, a ingestão de calorias deve compensar a solicitação energética com uma tolerância da ordem de 0,17% por decênio. É um grau de precisão tão extraordinário que sugeriu, como já havíamos visto, a existência de sistemas biológicos sofisticados, capazes de manter o balanço energético em equilíbrio (*teoria do lipostato*). O conhecimento de tais sistemas veio dos estudos de mutações genéticas em animais obesos. Porém, esses mesmos genes raramente são responsáveis pela obesidade em humanos.

E para todos os outros casos, quais são então os fatores em jogo? Mais especificamente, qual é o peso da genética? O conjunto de fatores hereditários é importante, mas não determinante na etiologia da obesidade no homem. Indicam isso os estudos com gêmeos, os casos de adoção e dos agregados familiares, bem como os casos de síndromes monogênicas. O peso corporal em gêmeos univitelinos é previsível com um elevado coeficiente de correlação: 0,74 contra 0,32 para gêmeos não idênticos. As relações entre pais e filhos adotivos são, ao contrário, muito baixas.

A genética comportamental cuida da variabilidade – com base na hereditariedade – de comportamentos como a alimentação e a atividade física. É um campo de estudo recente do qual ainda se esperam resultados significativos e aplicações úteis.

Em conclusão, no estado atual do conhecimento, a transmissão da obesidade no ser humano por hereditariedade parece ser similar àquela da hipertensão arterial, do alcoolismo e da esquizofrenia; em linhas gerais, a responsabilidade genética é responsável por cerca de 30% dos casos. As influências genéticas parecem exprimir-se através dos *genes de suscetibilidade*, que aumentam o risco de desenvolver um estado morboso, mas não são indispensáveis para seu aparecimento, além de, sozinhos, não serem capazes de explicá-lo.

Resumindo, podemos pensar que, na maior parte dos casos de obesidade, não estão em jogo defeitos genéticos especiais, porém, ao contrário, um conjunto de elementos genéticos muito difuso entre os organismos viventes, que, no decorrer de milênios, se desenvolveu e se aperfeiçoou para enfrentar principalmente situações de carestia.

Tal perfil genético torna a maior parte dos seres humanos bastante vulnerável diante de um ambiente *obesogênio* como o atual.

3 ... ou hábitos adquiridos?

O ambiente

Em quase todo o mundo o índice médio de massa corporal nos homens e nas mulheres está crescendo rapidamente.

No início do século XX, verificou-se um fenômeno análogo em relação à estatura, ao se cruzarem estilos de vida (em especial alimentação) e a genética. Basta nos lembrarmos de que, durante a Guerra Civil americana (1861-1865), a altura média dos soldados era de 1,63 m.

Mas ao contrário da elevação da estatura, o aumento de peso corporal, ou mais exatamente do IMC, é um fenômeno que coloca em perigo a saúde e a qualidade de vida, tanto do indivíduo como da coletividade. Reduz a expectativa de vida, agrava o risco de muitas doenças e eleva as despesas com a saúde pública das nações. É, portanto, em muitos aspectos, um fenômeno indesejável a ser inscrito entre as patologias do mundo contemporâneo.

Como vimos no primeiro capítulo, em poucos decênios, a prevalência da obesidade cresceu em proporção epidêmica. É impossível pensar que, em um tempo assim tão curto, ocorreram mutações genéticas em tantos representantes da nossa espécie. A hipótese de um *gene suscetível*, lembrada no capítulo anterior, atribui um papel bastante significativo aos fatores ambientais. Vai depender principalmente desses fatores a descoberta da inclinação humana congênita à obesidade, ou melhor dizendo, ao acúmulo de reservas energéticas.

Provas interessantes a favor da tese *ambiental* vêm dos estudos sobre a imigração e sobre a ocidentalização da dieta e do estilo de vida dos países em vias de desenvolvimento.

Notou-se que o IMC médio está aumentando rapidamente em todos os países industrializados e em muitos outros em vias de desenvolvimento, quando passam a adotar hábitos ocidentais. Alguns sociólogos falam em sociedades *cocacolizadas* ou *macdonaldizadas.*

Dessa forma, em numerosos países do terceiro mundo, os problemas da fome e da obesidade estão presentes simultaneamente. Ao contrário, parece até que duas condições – má alimentação por escassez e má alimentação por excesso – estejam ligadas entre si por uma paradoxal interação: a má nutrição fetal por escassez aumentaria o risco de o bebê tornar-se um adulto obeso. De acordo com um relatório das Nações Unidas de 1999, todo ano, 20 milhões de recém-nascidos (16% dos nascidos vivos) apresentam-se abaixo do peso desde o ventre materno por desnutrição das mães. Uma consequência pouco previsível é que a má nutrição pré-natal predisponha a doenças crônicas como obesidade, hipertensão arterial, distúrbios cardiovasculares e diabetes. É a tese de Backer e seus colaboradores: uma criança que nasce com fome pode fugir das doenças características da pobreza, mas depois acaba morrendo por doenças típicas da fartura, como a obesidade e suas complicações.

Em diferentes países pobres do mundo, o número de pessoas acima do peso começa a superar aquele de pessoas em estado de desnutrição patológica. Existem lugares onde o fenômeno adquire proporções bizarras: na Micronésia (ilhas Nauru) e na Polinésia (Samoa Ocidental) a prevalência do excesso de peso-obesidade superou os 80%, devido às mudanças na dieta e no estilo de vida.

Há muito tempo, os índios Pima já haviam oferecido aos pesquisadores uma extraordinária experiência espontânea sobre o problema gene/ambiente *natureza/nurture*. Essa riquíssima tribo de índios tem uma predisposição hereditária muito alta ao diabetes, doze vezes mais elevada em relação às populações europeias. Mas em relação ao perfil genético, os Pima que vivem no norte do México, nas montanhas da Sierra Madre, na região do rio Maycoba, mantiveram hábitos alimentares e costumes ainda próximos aos da sua origem, enquanto os Pima que vivem nos Estados Unidos, no sul do Arizona, na reserva indígena de Gila River, modificaram seu estilo de vida e adquiriram características mais modernas e ocidentalizadas: a sua alimentação é mais rica em gordura saturada e açúcares, porém mais pobre em cereais e fibras, e a sua atividade física no trabalho é de cinco horas semanais contra vinte dos seus conterrâneos. Os efeitos: os Pima Maycoba pesam em média 25 quilos a menos em relação aos índios Pima do Arizona; o valor médio do IMC dos Pima do Arizona, homens e mulheres, é acima de 30 com relação à obesidade, enquanto para os Pima Maycoba, homens e mulheres, fica próximo dos 25, linha-limite entre a normalidade e o excesso de peso (figura 2). Calculou-se que,

OBESIDADE E EXCESSO DE PESO

nos Pima do Arizona, uma dieta do tipo anglo-americano multiplicou drasticamente o risco de obesidade e diabetes do tipo 2, quando comparada à dieta tradicional, baseada em milho, legumes, batatas, abóbora e frutas, e associada ao trabalho no campo. O resultado final: agora os índios Pima do Arizona têm uma das mais altas taxas de diabetes do tipo 2: cerca de 50% dos adultos em idade entre 30 e 64 anos sofre dela (tabela 3).

Figura 2. Valores médios de IMC (kg/m²) em diferentes grupos de índios Pima

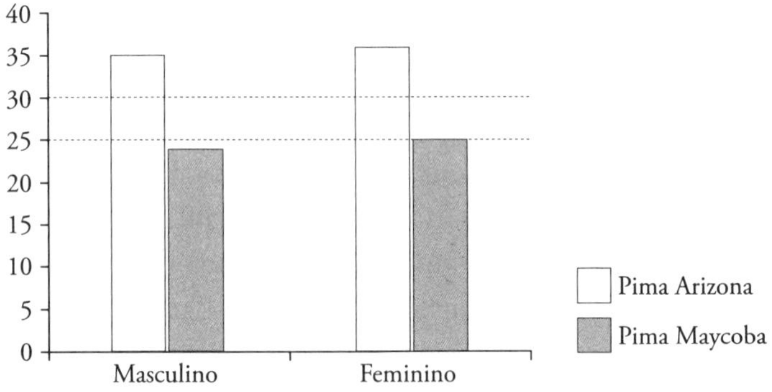

Encontramos os mesmos dados toda vez que confrontamos os habitantes de uma cidade – que, em geral, comem mais gorduras e mais doces, e exercitam-se menos – com uma população proveniente do mesmo grupo étnico, mas que vive em zona rural mais pobre e que desenvolve um intenso trabalho físico. No estado indiano do Tamil Nadu, por exemplo, a prevalência do diabetes na cidade de Madras é quatro vezes maior que a observada na zona rural vizinha, onde, por sua vez, o IMC médio é cerca de cinco vezes mais baixo do que aquele da população urbana (tabela 4).

Tabela 3. Índios Pima

	Pima do Arizona		Pima Maycoba	
	Homens	Mulheres	Homens	Mulheres
Diabetes do tipo 2 (%)	54	37	8	6
IMC (kg/m²)	30,8	35,5	24,8	25,1

Tabela 4. Tamil Nadu

	Madras		Zona rural	
	Homens	Mulheres	Homens	Mulheres
Diabetes do tipo 2 (%)	8,4	7,9	2,6	1,6
IMC (kg/m²)	22,5	23,4	17,6	18,7
Renda familiar ($ mês)	158	156	14	12

Nas sociedades multirraciais atuais, o fator étnico parece influir muito sobre as diferenças na distribuição da obesidade. Seria uma prova determinante do valor genético? Absolutamente, não. A condição socioeconômica é o elemento mais importante. Ao contrário do que acontece nos países em vias de desenvolvimento, nos países industrializados o excesso de peso e a obesidade são mais comuns nos indivíduos com níveis de instrução mais baixos e com menor poder aquisitivo. Na Grã-Bretanha, por exemplo, a obesidade aparece em 10% das mulheres da classe social mais elevada e em 25% daquelas de classes mais baixas. As minorias étnicas, os imigrantes de países africanos e asiáticos, figuram principalmente nas faixas mais pobres das populações dos países mais ricos.

Alguns outros dados podem confirmar esta tese. Nos Estados Unidos, 22% das mulheres de origem caucasiana são obesas, contra 30% de mulheres afro-americanas e 34% de latinas. Seria então correto pensar que os fatores socioambientais têm uma influência maior na constituição genética ligada à proveniência étnica. Basta imaginar que na Nigéria os valores médios do IMC para os homens e para as mulheres são, respectivamente, 21,7 e 22,6, enquanto nos Estados Unidos os indivíduos afrodescendentes vindos da Nigéria têm valores médios do IMC iguais a 27,1 para os homens e de 30,8 para as mulheres.

Os estudos epidemiológicos indicam que o casamento e a maternidade são eventos da vida que favorecem o ingresso principalmente das mulheres no mundo do excesso de peso e da obesidade. É provável que, também nestes casos, os fatores ambientais ligados às mudanças de hábitos cotidianos contem mais que os fatores genéticos.

Resumindo, existem provas convincentes dos efeitos que as diferentes situações ambientais têm sobre os indivíduos do mesmo grupo étnico. E ambiente quer dizer várias coisas, em especial – para nosso objetivo – hábitos alimentares, sedentarismo, sistema de aquecimento ambiental.

A transição alimentar

Nos últimos cinquenta anos, aconteceu aquilo que os sociólogos definiram como "a grande transição alimentar": boa parte da humanidade passou de uma alimentação dominada por cereais e hortaliças para uma outra rica em gorduras e açúcares.

Os seres humanos ficaram mais atraídos por esse tipo de alimentos, talvez justamente pela necessidade ancestral de acumular reservas energéticas. Por outro lado, sabemos que as gorduras saciam menos que os alimentos com elevado conteúdo de fibras e carboidratos complexos (como o páo integral ou as batatas).

Algumas mudanças sociais contribuíram para este fenômeno da transição alimentar: o aumento da renda média *per capita*, a diminuição do preços de alimentos ricos em gorduras e açúcares, a urbanização, a emancipação feminina, o desenvolvimento por parte da indústria alimentícia de estratégias de marketing (análises de mercado, métodos de venda) e de técnicas publicitárias sempre mais agressivas e eficazes.

São fundamentais algumas considerações sobre urbanização e fatores ambientais para o tema do excesso de peso e da obesidade, porque é sabido que o consumo alimentar de gorduras e doces é muito maior nas cidades que nas zonas rurais. E nos países pobres, mesmo sem diferenças no nível da renda, a migração em direção aos grandes centros urbanos levou a um sistemático aumento do consumo *per capita* de gorduras e doces. Somente um dado, impressionante, pode fornecer uma ideia quantitativa da mudança: em linhas gerais, a população mundial que vive nas cidades passou de 10% em 1900 a 50% nos dias de hoje.

A emancipação feminina e o trabalho fora de casa das mulheres também tiveram papel importante. O tempo à disposição para preparar os alimentos, ocupação confiada em geral à dona de casa, reduziu-se; explodiram as ofertas e a demanda por alimentos já prontos ou de preparação rápida, baratos e saborosos, mas ricos em gorduras e colesterol e açúcares, e pobres em fibras, vitaminas e sais minerais.

A indústria assumiu uma posição de poder crescente na cadeia alimentar, capaz de condicionar as exigências dos consumidores através da publicidade e das técnicas de mercado sempre mais agressivas e persuasivas. As empresas fazem investimentos enormes na produção de propaganda do assim chamado *status alimentar*, proposto como parte integrante de um estilo de vida moderno, alegre e de sucesso. Não existem comparações entre os investimentos promocionais das indústrias com aqueles feitos para a educação alimentar das populações. O orçamento publicitário das principais multinacionais do setor está entre os mais altos do mundo. Os alvos principais de suas mensagens são as crianças, consumidores com menor capacidade crítica. Em geral, os alimentos mais vistos nas propagandas são aqueles menos ligados à alimentação correta: doces, comidas gordurosas, bebidas e *fast-food*.

Vender embalagens gigantes a preços comparativamente menores representa a recente estratégia de marketing. As garrafas individuais de refrigerante dos anos 1950 foram substituídas pelas embalagens de 2 litros e meio. E os estudos sobre o comportamento alimentar dos consumidores assinalam que existe a tendência de se comer de acordo com a dimensão das embalagens. "Super size me" era o *slogan* publicitário de uma conhecida cadeia de *fast-food* para caracterizar um de seus produtos: um hambúrguer duplo. Em 2003 tornou-se o título de um documentário[*] de Morgan Spurlock, diretor que provou em si mesmo os devastadores efeitos de um mês de regime com alimentos *fast-food*. Em 30 dias seu peso aumentou dez

---

[*] *Super size me: a dieta do palhaço*. Roteiro e direção: Morgan Spurlock. Estados Unidos, 2003. Distribuição: Imagem Filmes. (N.E.)

quilos, o que representava 13% no IMC, seu colesterol subiu, experimentou mudanças de humor, disfunção sexual, danos ao fígado etc.

Os países em via de desenvolvimento representam novos mercados a serem atingidos. Da Colômbia à Índia, as populações urbanas sofrem o fascínio por esse tipo de comida, colocando em risco a saúde do mundo industrializado.

O sedentarismo e o sistema de aquecimento/calefação

Quando falamos em fatores ambientais não devemos pensar somente na alimentação, mas também na atividade física e no seu oposto, a tendência por divertimentos sedentários. Nem parece ser verdade que o sedentarismo tenha um papel até mais importante do que a alimentação na patogênese do excesso de peso. Alguém já havia observado que o aumento explosivo de peso nos Estados Unidos está mais ligado ao crescimento do número dos postos de gasolina do que ao número de restaurantes *fast-food*.

No início do século XX, metade da população ativa nos Estados Unidos e 80% da população brasileira vivia no campo. Na atualidade, os percentuais caíram para menos de 20%, no caso dos brasileiros. O desenvolvimento tecnológico trouxe uma clamorosa diminuição da necessidade de se mexer, de caminhar a pé e de realizar trabalhos manuais, portanto, de gastar energia. O mesmo fenômeno é o maior responsável – juntamente com a grande disponibilidade de alimentos – pela epidemia contemporânea de excesso de peso e da obesidade.

Em consequência, voltam a campo as diferenças ligadas à classe social, inclusive devido à preferência pelos prazeres sedentários. É significativa a observação de que nas classes sociais mais baixas o tempo gasto diante da televisão é em média muito mais longo.

Um problema sem saída? Logicamente não podemos imaginar uma volta à civilização do tipo agrário-rural ou pensar em reduzir o desenvolvimento tecnológico, que leva à diminuição da necessidade de se movimentar e de utilizar os músculos e a força física. Por outro lado, as mudanças ocorridas no século XX tiveram algum valor positivo: por exemplo, o aumento da expectativa média de vida e as melhorias nas condições de trabalho. Entre o cansaço dos séculos passados e o sedentarismo absoluto que nos caracteriza, talvez seja possível procurar uma solução intermediária e mais compatível com nossos traços humanos.

O sistema de calefação nas casas e nos locais de trabalho é um outro fator ambiental que contribuiu para o aumento de peso no ser humano. Como já havíamos mencionado no capítulo anterior, o tecido adiposo escuro – sede natural e prioritária da termogênese – está presente no recém-nascido, mas praticamente ausente no homem adulto. Porém, existem pessoas adultas nas quais o tecido adiposo escuro está presente em quantidades significativas: por exemplo, os trabalhadores que ficaram por muito tempo expostos a ambientes gélidos, como nos bosques do Alaska. A observação nos leva para a causa ambiental. Hoje vivemos em condições de equilíbrio térmico quase constante, tornando inúteis as funções de um órgão capaz de produzir calor e de consumir energia. Sendo assim, tal órgão foi aos poucos atrofiando.

O peso do fumo

Um fenômeno especial que, de acordo com muitos pesquisadores, pode ter contribuído para o aumento do excesso de peso e da obesidade, pelo menos em alguns países, é a redução da presença do cigarro, seguida pelas recentes campanhas antitabagismo.

Em 1995, um estudo feito em uma população de 5.247 adultos, com idade acima de 35 anos (*Third national health and nutrition examination survey*), avaliou a tese da relação entre a interrupção no hábito de fumar e o aumento de pessoas com excesso de peso na população americana. Segundo alguns epidemiologistas, tal aumento pode ser atribuído à suspensão do fumo em um sexto dos casos entre as mulheres e um quarto entre os homens.

Porém, os dados numéricos são ainda mais controversos. Um estudo análogo efetuado na Nova Zelândia repetiu somente em parte os resultados da pesquisa americana e atribuiu à suspensão do fumo uma fração modesta (7 e 10%, respectivamente, em homens e mulheres) no aumento geral nos valores do IMC da população.

Mesmo não conhecendo bem até agora os motivos, sabe-se que fumar e comer não combinam; em geral, o consumo de cigarros tende a associar-se a uma menor ingestão calórica diária e a um peso corporal menos elevado. Estudos epidemiológicos conduzidos há algum tempo, em uma amostragem bastante numerosa (mais de 250 mil indivíduos), já demonstravam que os fumantes pesavam em média significativamente menos que os não fumantes, com as mesmas características demográficas (idade, sexo).

O aumento de peso dos ex-fumantes é a demonstração mais evidente da influência do fumo sobre o apetite e sobre o comportamento alimentar. O fenômeno é tal que nos tratamentos direcionados ao abandono do cigarro já são incluídos sistematicamente programas para a prevenção da obesidade. Além disso, o aumento do peso é um motivo frequente de preocupação entre os fumantes que pensam em parar de fumar, principalmente entre as mulheres. E é um fator que impede a manutenção da abstinência e favorece as recaídas, comprometendo não raro o resultado dos programas que propõem a desistência do hábito de fumar.

Alguns efeitos do cigarro nas alterações energéticas podem ser demonstrados claramente: aumento da leptina plasmática; aumento da sensibilidade dos receptores hipotalâmicos da leptina, com inversão do fenômeno depois da suspensão do cigarro; aumento da atividade da lipoprotein-lipase no tecido adiposo dos fumantes, que persiste somente por pouco tempo após a suspensão. Entre as substâncias presentes no cigarro, a nicotina, assimilada através do fumo ou por outras vias, demonstrou ser aquela que mais efeitos provocam sobre a alimentação e sobre o peso corporal. Mas se muitos pesquisadores concordam em afirmar que parar de fumar favorece o aumento do peso corporal, os dados tornam-se menos uniformes quando se tenta quantificar a importância do problema.

O aumento no peso médio, depois de um ano de abstinência de cigarro, seria levemente superior nas mulheres (3,8 quilos) em relação aos homens (2,8 quilos). Um subgrupo de ex-fumantes teria o risco de aumentar muito o peso (> 13 kg), independentemente do sexo: aqueles abaixo de 55 anos, os fumantes inveterados (mais de 15 cigarros por dia) e, nos Estados Unidos, os afrodescendentes. De acordo com alguns pesquisadores, um grande aumento de peso depois que se para de fumar também estaria associado ao baixo nível econômico e a uma predisposição genética, como demonstram as análises comparativas entre gêmeos idênticos e não idênticos.

Os mais interessantes estudos de prospecção longitudinal são aqueles que acompanham por um longo período um mesmo grupo, desde o início da tentativa de parar de fumar. Não foram feitos muitos desses estudos, que, além disso, sofrem algumas deficiências na sua metodologia: o peso e a altura são avaliados com base em questionários autoministrados e não medidos diretamente; a abstinência do fumo quase nunca é verificada através de exames de laboratório (medição do óxido de carbono na respiração) e o tempo de *follow-up* (acompanhamento contínuo) é breve. Todavia, mesmo essas pesquisas mostraram quase regularmente que a tendência a ter aumento no peso é maior nos abstinentes (ex-fumantes) em relação àqueles que voltam a fumar. Em uma pesquisa que avaliou a importância das variações de peso em um grupo de 196 voluntários, depois de um ano, os abstinentes apresentavam um aumento médio de peso de cerca de seis quilos contra três daqueles que voltaram a fumar.

Apesar disso, os benefícios para a saúde em decorrência de se ter parado de fumar são muito maiores que as consequências negativas do aumento de peso. Além disso, não é lembrado que muitos obesos também são grandes fumantes, e que o fumo provoca o risco cardiovascular já incrementado pela obesidade e pelas suas frequentes complicações (diabetes, arteriosclerose, hipertensão etc.).

Quanto à chance de haver excesso de peso entre os ex--fumantes que conseguem abandonar de vez o vício, o conhecimento do problema já ajuda a combatê-lo, através do aumento da atividade física e dos cuidados com a alimentação que se passa a ter assim que se desiste do cigarro.

Informações sobre a China

Seria correto intitular este século como o *século chinês*. Isto foi sugerido por Federico Rampini em um interessante livro publicado em 2005. No ano anterior o *New York Times* já havia dado o título de "The chinese century" a uma grande pesquisa apresentada em sua edição de domingo.

Nestes últimos anos não se fala de outra coisa senão da China. E não podemos deixar de citá-la, a propósito da questão genético-ambiental e do excesso de peso: o gigante asiático – um bilhão e trezentos milhões de habitantes em 6 de janeiro de 2005, segundo o departamento central de estatística – oferece questões muito significativas. Entre 1978 e 2005, o produto interno bruto do país quadruplicou. O êxodo rural foi enorme e continua incessante, apesar de estar sendo controlado através de leis. Hoje os chineses que vivem nas cidades ultrapassam os 520 milhões (40% da população total) e 200 milhões de pessoas entraram e fazem parte de uma classe média urbana inexistente até vinte anos atrás. Os automóveis particulares são mais de dez milhões. As previsões dizem que serão pelo menos 250 milhões em 2025. O desenvolvimento tecnológico da agricultura e a difusão do cultivo em quantidades elevadas aumentaram a disponibilidade de carne, óleos vegetais, laticínios, açúcar e outros produtos alimentares, antes reservados apenas aos ricos ou para serem consumidos somente em ocasiões especiais. Mais especificamente, o fenômeno da redução dos preços dos óleos vegetais, que acontece tanto na China como em outras partes do mundo, permitiu a difusão de alimentos fritos, ricos em gorduras, inclusive para aquelas faixas da população que ainda não conseguem consumir carne com frequência. No mesmo período, o consumo de arroz diminuiu.

E os chineses tornaram-se muito mais gordos, com a mesma rapidez que cresce a economia e se elevam seus arranha-céus. Nos últimos dez anos a taxa de obesidade aumentou em 97%!

Em um ensaio que faz parte do livro *Feeding China's little emperor* [A alimentação do pequeno imperador chinês], de Jun Jing, o antropólogo James L. Watson recorda que, até poucos anos atrás, a maioria dos chineses considerava a obesidade como sinal de prosperidade, de boa saúde e de harmonia interior, e, de acordo com as crenças e superstições, as crianças mais gordinhas eram admiradas e usadas na iconografia popular e religiosa como símbolo de boa sorte. Muitos homens que ocupavam posições sociais importantes se empenhavam ativa-

OBESIDADE E EXCESSO DE PESO

mente para comer alimentos hipercalóricos para aumentar de peso. Um corpo muito magro, ao contrário, era visto como estigma social, interpretado como hostilidade dos antepassados e presságio de má sorte, de doença e de morte prematura. Com certeza lembrava a falta de alimentos crônica – bastante difundida no país até os anos 1970 – e os terríveis e habituais períodos de carestia, como aquele vivido entre os anos 1958 e 1960, conhecido pelo eufemismo de "os três anos maus", que deixou pelo menos trinta milhões de mortos.

Durante muitos séculos o povo chinês procurou engordar e não emagrecer. Depois as coisas mudaram, vertiginosamente, de uma só vez. E nos últimos anos os médicos começaram a reconhecer que a obesidade é uma doença grave e insidiosa. Em junho de 2001, o professor Shi Yifan, do Beijing Union Medical College Hospital, declarou solenemente que a obesidade é uma doença porque ameaça a saúde e um fator-chave de risco para várias outras patologias (cardiovasculares, respiratórias, diabetes, hipertensão arterial etc.). Também há algum tempo, o governo chinês passou a reconhecê-la como um sério problema de saúde pública e tem lançado frequentes campanhas publicitárias incentivando um estilo de vida mais sadio. O vice-ministro da Saúde, Wang Longde, com certa dose de preconceito racionalista, colocou-as no ar repetidamente, com a desculpa de que grande parte da população chinesa é ignorante em matéria de alimentação, atividade física e saúde, e confiou à informação o papel principal.

8 de outubro de 2005. Nesse dia, o jornal *Shangai Daily* dedicou um longo artigo a um importante estudo recém-concluído pelo Shangai Institute for Nutricional Sciences – ramo

da Chinese Academy of Sciences – nas duas maiores cidades do país: Pequim e Shangai. A pesquisa foi feita para conhecer a relação entre o estilo de vida e os hábitos alimentares atuais dos chineses e o envelhecimento. Foram entrevistadas 1.600 pessoas em Pequim e outras tantas em Shangai, com idades entre 50 e 69 anos. Todas foram submetidos a uma consulta médica, que compreendia a avaliação da altura, do peso e das circunferências, e responderam a dois questionários sobre estilo de vida e qualidade de vida.

"Os resultados são muito alarmantes", sentenciou a professora Lin Xu, coordenadora do projeto. A conclusão definitiva ainda não foi publicada, mas nesse ínterim o jornal antecipou alguns dados preliminares bastante impressionantes:

- pessoas acima do peso: 30% em Shangai e 41% em Pequim;
- obesos (segundo os critérios da OMS): 4% em Shangai e 10% em Pequim;
- hipertensos: 48% em Shangai e 61% em Pequim.

Os números seriam ainda maiores se fossem feitas as correções exigidas pelos critérios da OMS para a população ocidental. Segundo a China Academy of Medical Science, um oriental adulto deve se considerar acima do peso quando o seu IMC superar 24, e obeso, quando ultrapassar 28. E a circunferência da cintura, medida sempre na metade entre a última costela e a vértebra ilíaca, indica obesidade abdominal quando superar 85 cm entre os homens e 80 cm entre as mulheres.

Zang Jingwu, diretor do Shangai Institute of Health Science, declarou em uma entrevista: "Os problemas de saúde são determinados principalmente porque na China a qualidade de vida média melhorou muito nos últimos anos, mas as pessoas não conhecem as regras para se alimentar de forma saudável ou não levam isso muito em consideração".

Pequim tornou-se uma metrópole moderna de quatorze milhões de habitantes, cercada por arranha-céus novíssimos e outros em construção, e cortada por grandes avenidas. Mas ainda existe nos bairros mais antigos, na grande região dos *hutongs* (espécie de condomínios), um labirinto de ruelas estreitas que atravessam a cidade de leste a oeste. O *Xiaolaba Hutong* tem a largura de cinquenta centímetros e o *Quianshi Hutong*, no seu ponto mais estreito, não chega a quarenta centímetros. São muitos os chineses corpulentos que hoje ficariam entalados entre seus muros.

As cifras descrevem o aumento de pessoas com excesso de peso e obesidade na China, e avançam e se atualizam freneticamente com números cada vez mais elevados.

Um importante salto à frente aconteceu na passagem da década de 1980 para a de 1990. Segundo os dados da OMS, entre 1989 e 1992 o percentual de adultos com excesso ponderal passou de 9 para 15%. E de acordo com o primeiro estudo oficial chinês ao longo de dez anos, de 1992 a 2002, mais de 60 milhões de pessoas tornaram-se obesas (7% de toda a população) e cerca de outros 200 milhões (23% da população) passaram pelo limite do excesso de peso. Por outro lado, as mesmas pesquisas mostram uma drástica diminuição nos casos de desnutrição.

Podemos considerar 1978, ano em que começaram as reformas de Deng Xiaoping, o momento da virada, o início da transição alimentar chinesa, da subnutrição à supernutrição. Por trinta anos (1949-1978), o estado forneceu montanhas de repolho, que era a base da alimentação: muitas famílias tinham pouca coisa a mais que isso para comer, principalmente nos meses de inverno. Nos últimos vinte e cinco anos, a alimentação dos chineses tornou-se cada vez mais rica em carne vermelha, óleos vegetais e açúcares, porém, mais pobre em cereais e hortaliças; o consumo de repolho despencou. Nesse meio tempo, o gasto energético em atividades físicas diminuiu drasticamente.

Como sempre, o problema é mais grave nas cidades, porque se calcula que aí estejam muitas crianças gordas (pelo menos 8%). De acordo com Georgia Gulden, nutricionista na Chinese University de Hong Kong, em 1995, mais de 20% das crianças eram obesas, tanto em Pequim como em Hong Kong. E o nível de colesterolemia nas crianças de Hong Kong tornou-se o segundo mais alto do mundo, depois da Finlândia. Apesar disso, muitos pais chineses continuam a temer que seus filhos não comam bastante e a venda de Wahaha, um estimulante de apetite, se mantém em níveis absurdos.

Condição natural ou cultural?

A obesidade é um estado morboso devido a diversos fatores. Os elementos etiopatogênicos são bastante irregulares: perfil hereditário e características ambientais, problemas metabólicos e estilo de vida, uso/abuso de drogas e remédios, problemas econômicos e condições sociais, hábitos alimentares irregulares e até, em alguns casos, verdadeiros estados psicopatológicos. Os dois maiores componentes, o genético e o ambiental, se encontram com mecanismos de relativa importância e de diferentes formas, que variam de caso para caso, e as combinações através das quais os fatores externos desenham os sistemas fisiológicos, que controlam o peso corporal, são ainda pouco conhecidos.

Já dissemos (veja capítulo 2) que o componente hereditário contribui para condicionar o peso e a massa adiposa em uma proporção avaliada em torno de 30%; é um fator genético bem significativo, comparável àqueles que atuam na esquizofrenia, nas doenças coronarianas e nos tumores de mama. Mas a explicação mais plausível para o crescimento epidêmico da obesidade deve ser investigada entre as mudanças que criaram no mundo *ambientes tóxicos obesogênicos* – como os definiu o pesquisador americano Kelly Brownell –, capazes de promovê-la.

Concluindo, a grande epidemia contemporânea da obesidade representa principalmente o resultado de um choque – os ingleses o chamariam de *mismatch* – entre os antigos genes do homem e o novo ambiente em que ele vive. Aceitar tal fator etiopatogênico tem bastante importância e envolve tanto estratégias terapêuticas como preventivas. Ainda não podemos modificar o componente genético, mas talvez seja possível intervir no componente ambiental. Uma alimentação menos rica em gordura e um estilo de vida moderadamente ativo poderia ser a primeira – banal, porém, essencial – resposta a um problema que se tornou gigantesco.

4 A obesidade é uma doença?

De Hipócrates...

Nos últimos anos houve um sistemático processo de ataque à obesidade através de remédios, mesmo que a equação "gordura = doente" encontre ainda pontos de resistência e de incertezas, tanto na cultura popular como no próprio pensamento científico.

O caminho foi longo e certamente cheio de trechos discutíveis.

Foi somente em 2001 que as autoridades médicas chinesas reconheceram oficialmente a obesidade como doença. A medicina chinesa tradicional cuida da obesidade desde os primórdios e, em épocas remotas, os especialistas em acupuntura já tentavam reduzir o apetite aplicando agulhas no pavilhão auditivo. Inclusive a medicina tibetana reconhecia de forma explícita que "comer muito leva a pessoa a adoecer e encurta a vida", frase que pode ser lida nos *Quatro Tantras* medicinais.

Hipócrates de Cós, fundador da medicina ocidental, há vinte séculos já dizia que os obesos caminhavam ao encontro da morte súbita mais frequentemente que os magros, e que a obesidade era tão maléfica quanto a extrema magreza. Ainda no período greco-romano, Galeno propôs, dentro dos limites do excesso de peso, uma diferenciação de graus, demarcando os limites entre a normalidade e a doença, e separou a obesidade moderada (considerada uma variação normal da saúde) daquela não controlada (a ser qualificada dentre as condições morbosas).

Na Europa, até o Renascimento, poucos progressos haviam sido feitos. A medicina árabe medieval, ao contrário, dedicou cuidadosa atenção ao excesso de peso, sinal de que o fenômeno – pelo menos nas classes mais privilegiadas – era bem presente e reconhecido como problema médico.

Mahamad ibn Zakaria al-Razi (841-926), por exemplo, discordou da tese de Galeno, segundo a qual uma intensa atividade intelectual emagrecia, e levou à sua *Enciclopédia da medicina* uma série de casos graves de obesidade que ele havia tratado com sucesso através de regimes, exercícios físicos, remédios, massagens e hidroterapia – aquilo que hoje chamaríamos de mudança no estilo de vida.

Ibn Sina, mais conhecido como Avicenna (980-1037), dedicou uma seção inteira do terceiro volume do seu *Cânone da medicina* aos inconvenientes da obesidade: problemas respiratórios, cardiovasculares, infertilidade, morte súbita.

Ibn Hubal al-Baghdadi (1121-1213) utilizava a atividade física para combater o excesso de peso, mas, sabiamente, exortava que esta deveria ser gradual, começando aos poucos e aumentando o grau de intensidade dos exercícios para evitar riscos.

E finalmente, no *Compêndio de medicina* de Ibn al-Nefis (1207-1288), encontramos palavras surpreendentes, pelo conhecimento que revelam:

> A obesidade excessiva limita a liberdade de ação do ser humano e sufoca seu espírito vital. [...] Quem possui estas características corre

A OBESIDADE É UMA DOENÇA?

o risco de mais facilmente ter rompimento de um vaso sanguíneo, capaz de provocar morte súbita ou uma hemorragia interna. Quando o derrame acontece no cérebro ou no coração, acontece a morte súbita. Os obesos frequentemente sofrem de falta de ar e palpitação.

Apesar destas observações clínicas, o conceito de doença, quando se falava sobre excesso de peso, ficou por muito tempo indefinido na maior parte das culturas. Por séculos, fome e desnutrição foram os problemas dominantes para a maior parte da humanidade e, antes de tudo, corpo bem nutrido era sinônimo de saúde e prosperidade.

No entanto, a partir do início da ciência moderna, o conhecimento do corpo obeso passou a dar passos importantes.

No século XVI, Nicholas Bonetus realizou as primeiras dissecações em cadáveres de pessoas obesas e descreveu a enorme quantidade de gordura que eles continham. Foram necessários três séculos para se passar das observações a olho nu ao microscópio: as células adiposas foram vistas pela primeira vez em pleno século XIX, quando foi possível descrever o caráter histológico do tecido gorduroso. E, além disso, foi preciso mais um século de pesquisas biológicas antes que se chegasse a entender e demonstrar com segurança que o tecido adiposo não é somente um depósito inerte de reservas energéticas, mas também um órgão ativo que produz e envia à corrente sanguínea substâncias capazes de transmitir informações essenciais para o cérebro: o isolamento da leptina, substância da qual já falamos.

Antes que a guilhotina fizesse cair a sua extraordinária cabeça, o químico Antoine-Laurent Lavoisier (1743-1794) teve tempo de desbravar horizontes desconhecidos através de suas

73

experiências sobre a conservação da massa e da energia – as grandes protagonistas do problema de peso corporal. Os estudos de Lavoisier prepararam o caminho para o primeiro calorímetro que seria construído, no final do século XIX, por um químico norte-americano, Wilbur Olin Atwater (1844-1907). O aparelho permitiu que calculasse o poder energético dos alimentos (tabela do valor calórico) e contribuiu para lançar as primeiras bases sobre os estudos do balanço energético e do metabolismo, capítulo central para a compreensão e a cura dos processos biológicos relacionados à obesidade.

Justamente, a cura.

Em 1620, no volume *Via recta ad vitam longam* [O caminho certo para uma vida longa], de Tobias Venner, pela primeira vez apareceu em um texto médico a palavra inglesa *obesity*. De acordo com Venner, a obesidade era um risco ou "o preço a pagar" a quem pertencia às classes sociais mais elevadas, e o remédio era observar o conceito hipocrático de regime: alimentação equilibrada, sono e outros preceitos relacionados à manutenção da boa saúde.

Nos séculos posteriores, XVIII e XIX, o termo *corpulence* teve na Inglaterra mais destaque do que *obesity*. Mas, como também aconteceu no resto do mundo, a correção dessa diferenciação ficou sendo um problema de caráter essencialmente leigo, vivido pelos poucos privilegiados que com ele deveriam lidar.

O texto de William Banting (1797-1878), *A letter on corpulence addressed to the public* [Uma carta sobre corpulência endereçada ao público], foi um panfleto de sucesso imediato, que, com um pouco de acidez, falava sobre a negligência dos médicos em relação ao tema. Impresso por conta do próprio autor, foram vendidas milhares de cópias (63 mil na primeira edição). Foi traduzido para o francês e o alemão, e uma quarta edição inglesa foi colocada à venda pelo modesto preço de 1 shilling por exemplar. Banting era um artesão, e gordo. Havia encontrado finalmente um médico de nome Willian Harvey que, ao contrário dos outros, tinha relacionado a maioria de seus distúrbios ao excesso de peso e lhe prescrito um regime tão eficaz que ele pensou em transmitir a todos sua bem-sucedida experiência. Inclusive porque "a obesidade [era julgada] o mais terrível dentre os parasitas que afligem os seres humanos [...] e que em geral não faz parte, ou é desvalorizada, tanto pelos médicos como pelas pessoas leigas".

O livreto de William Banting era, ao mesmo tempo, um protesto contra a classe médica e uma exaltação à dieta pobre em carboidratos (porém, bastante calórica, já que se falava em uma média de 2.800 calorias ao dia). Além disso, era o protótipo de certo tipo de propaganda – uma mistura de medicina popular e remédios caseiros – que, justamente no campo da obesidade, iria obter bastante sucesso no futuro, como podemos perceber nos dias de hoje.

Para benefício dos leitores, o autor também inseriu no texto uma tabela dos pesos proporcionais para as diferentes estaturas, mas somente para os homens. É interessante lembrar que a tabela foi elaborada por certo doutor John Hutchinson, a pedido da Insurance Company, o qual se baseou no peso e na estatura média de 2.648 homens com bom estado de saúde. Assim vemos que, desde aquela época, as companhias de seguro já começavam a preocupar-se com o problema do peso corporal.

OBESIDADE E EXCESSO DE PESO

... às tabelas MLIC

Os inconvenientes do excesso de peso foram descritos por vários especialistas, desde os períodos mais remotos. Mas é uma postura recente a demonstração – conduta com método científico – de que a obesidade, por si, merece ser considerada uma doença e estudada e curada pela medicina.

Na verdade, somente durante o século XX começaram a ser desenvolvidos os grandes estudos estatísticos do tipo longitudinal/prospectivo, elaborados para descobrir se realmente existe uma conexão entre o peso corporal e a longevidade.

Temos exemplos desse tipo de pesquisa organizada pela Metropolitan Life Insurance Company, que deram início às famosas *MLIC tables*, as tabelas dos pesos corporais. E, além disso, temos os estudos realizados pelo American Cancer Society, o *Framinghan Study*, o *Nurses Health Study*, o *Norwegian Study* e outros, fontes de inúmeras publicações científicas.

As pesquisas demonstraram, de forma repetitiva e bastante similar, que, quanto mais os valores do IMC se elevam (a partir de 25) ou caem (a partir de 18,5), mais se encurta o tempo de vida do indivíduo.

Na verdade, estudos prospectivos desse tipo devem ser feitos durante um determinado período ao longo do tempo, porque, enquanto para os grupos de pessoas mais afastadas da faixa ponderal normal – por excesso ou por deficiência – o aumento do risco de morte torna-se estatisticamente significativo logo após dois anos de observação, nos outros casos a correlação IMC/mortalidade torna-se evidente somente depois de

76

dez anos, ou mais, de controles e acompanhamento de casos (*follow-up*).

E o número de pessoas analisadas deve ser grande, muito grande, chegando até a alguns milhões. Somente, então, quando a amostragem for ampla o suficiente e o acompanhamento, longo, o gráfico de risco de morte desenha uma clássica curva em U: o perigo aumenta em modo progressivo e exponencial tanto quando o peso está abaixo da média como quando está acima da média. O ponto mais baixo da curva indica os valores do IMC que correspondem à expectativa de vida longa: são aqueles que se convencionou considerar normais.

Portanto, hoje sabemos que – com demonstrações que chegam a ser redundantes –, além de certos limites, o ganho de peso corporal devido ao aumento do tecido adiposo é um fenômeno que eleva a probabilidade de doenças, reduz o tempo de vida, traz danos à qualidade de vida e aumenta de forma significativa o gasto com a saúde pública dos países.

Hoje temos informações que nos levam a considerar a obesidade uma condição indesejável para o corpo, porque provoca invalidez, sofrimento e morte, assim como qualquer doença.

Mas quantos anos de vida uma pessoa obesa perde?

Obesidade e tempo de vida

Years of life lost due to obesity [Anos de vida perdidos devido à obesidade]: este era o título de um artigo publicado em 2003 por Kevin Fontaine e outros pesquisadores.

O estudo confirmava o fato de que a obesidade reduz a expectativa de vida de forma alarmante e indicava que valores desejáveis do IMC, entre 23 e 25 para os brancos e de 23 a 30 para os negros, estavam associados a uma maior longevidade.

O efeito negativo do excesso de peso varia de acordo com o sexo, a idade e a raça: é mais grave nos homens, nos jovens e nas pessoas de raça branca.

Vamos nos deter ao fator idade. A redução da expectativa de vida, assim como o excesso de peso, é maior nos adultos mais jovens. A perda mais grave diz respeito às pessoas de raça branca entre 20 e 30 anos com obesidade grave (IMC > 45): nessa faixa etária, o número de anos de vida perdidos chega a treze para os homens e oito para as mulheres. Portanto, em termos percentuais, um homem de 25 anos em estado de obesidade grave tem uma expectativa de vida encurtada em mais de 20%.

Em 2005, os cálculos de Jay Olshansky, especialista em longevidade junto à University of Illinois, em Chicago, geraram espanto e polêmica. O seu trabalho previa que, nos cinquenta anos seguintes, a duração média de vida (que hoje nos Estados Unidos é de 77,6 anos) vai cair para algo em torno de dois a cinco anos. A causa? A obesidade que ataca um número cada vez maior de pessoas, cuja vida assim abreviada fará diminuir a média geral. Sendo assim, provocará uma inversão daquele processo de aumento contínuo da expectativa de vida que se verificou nos últimos dois séculos. Citamos as nebulosas previsões de Jay Olshansky:

> Consideramos que, pela primeira vez na história moderna, as jovens gerações atuais vão ter uma vida mais curta e menos sadia do que aquela que tiveram seus pais, a menos que se consiga intervir de forma eficaz.

Para uma avaliação mais precisa dos riscos, além do IMC, é necessário considerar outros fatores: a idade em que começaram a aparecer os problemas com excesso de peso, a relevância da variação de peso e, principalmente, a distribuição da gordura.

Um histórico de excesso de peso que começou cedo, durante a infância ou adolescência, aumentos de peso significativos e, além disso, uma obesidade do tipo abdominal agravam o estado morboso e, portanto, a mortalidade associada ao sobrepeso.

A propósito de obesidade central (visceral ou abdominal), como já havíamos lembrado, médicos como Ernst Krestchmer e Enrico Greppi observam que uma estrutura corporal de tipo masculino está ligada a um maior risco de diabetes, colesterol elevado, pressão alta, gota, arteriosclerose e derrame cerebral. Seguindo essa mesma linha, vinte anos mais tarde, Jean Vague distinguiu duas formas de obesidade, que foram respectivamente denominadas androide (em forma de maçã: abdome e flancos) e ginoide (em formato de pera: glúteos e coxas), e relacionou a distribuição de gordura corporal central ou superior (androide) a uma maior probabilidade de complicações metabólicas e cardiovasculares.

Já assinalamos anteriormente que a medida da circunferência da cintura é um importante indicador de risco e que sempre deve ser adicionado ao cálculo do IMC.

Por que a longevidade é reduzida quando a gordura corporal aumenta? Que doença as pessoas obesas podem ter mais frequentemente que as magras?

Obesidade e diabetes

Antes de tudo, o diabetes.

No mundo contemporâneo, tanto com os ocidentais como com os asiáticos, o aumento epidêmico da obesidade corre paralelamente àquele dos casos de diabetes.

Madhumeha, "urina das maçãs", era o nome dado a essa doença pela antiga medicina indiana. Realmente, o diabetes era considerado desde a Antiguidade como uma síndrome caracterizada por uma insaciável sede – apesar da ingestão elevada de líquidos – e pela urina abundante que atraía as moscas e as formigas, devido à presença do açúcar.

Foi por muito tempo tido como uma enfermidade misteriosa. A descoberta da insulina e os seus primeiros empregos terapêuticos aconteceram na segunda década do século XX. A seguir foi revelado que o diabetes tem dois tipos principais: tipo 1 (antes conhecido como "diabetes mellitus insulino-dependente" ou "diabetes infantil"), em razão da deficiência de insulina, e tipo 2 ("não insulino-dependente", frequentemente ligado à obesidade), associado à resistência à insulina e à hiperinsulinemia.

A descoberta de uma ligação entre o excesso de peso e o diabetes tipo 2 é relativamente recente. E é tão importante que levou à criação do termo "diabesidade", mistura de diabetes e obesidade (*diabesity* em inglês).

Calcula-se que atualmente na Europa o diabetes atinja cerca de 8% dos homens entre 20 e 80 anos e que o percentual deverá subir para 9-10% nos próximos vinte anos. Ainda na Europa, são cerca de 30 milhões os indivíduos afetados pelo diabetes do tipo 2, que, em 80-90% dos casos, está ligado à obesidade. Em geral, trata-se de pessoas adultas, mas já se tornam cada vez mais comuns os casos de adolescentes e até de crianças. No passado, na fase de crescimento eram observados somente casos de diabetes do tipo 1, que exatamente por isso era chamado diabetes infantil. Agora, como projeção, pode-se prever que uma em cada quatro crianças obesas e um em cada cinco adolescentes obesos, com o tempo, vão desenvolver o diabetes tipo 2.

Isso representa somente a ponta do *iceberg*. Na verdade, a obesidade está comumente associada a alterações metabólicas múltiplas e a descontroles hemodinâmicos, e cada um deles já significa por si um fator de risco cardiovascular independente: reduzida tolerância glucídica ou diabetes do tipo 2, com resistência à insulina, hipertensão arterial, alterações do metabolismo dos lipídios (hipertrigliceridemia e hipercolesterolemia, valores reduzidos de lipoproteínas de alta densidade [HDL], e valores elevados daqueles de baixa densidade [LDL]). Doenças relacionadas à arteriosclerose, infarto agudo do miocárdio e derrame cerebral são consequências frequentes.

Se pudéssemos representar graficamente a associação entre os valores do IMC, o colesterol elevado, a pressão arterial distólica e a mortalidade, encontraríamos uma imagem sugestiva: os valores crescem juntos e a evolução das curvas aparece sobreposta.

O que é a síndrome metabólica?

Já há alguns anos tem-se procurado unir em somente uma síndrome os fenômenos patológicos comumente associados à obesidade, como acabamos de designar.

Síndrome metabólica é talvez a expressão mais usada dentre as criadas para representar um mesmo conceito: *síndrome plurimetabólica, sindrome x, síndrome de insulino-resistência.*

Os vários componentes da síndrome metabólica se apresentam juntos e somente raramente em indivíduos não obesos, enquanto são habitualmente associados a pessoas obesas e àquelas com IMC menor que 30, mas com uma elevada quantidade de gordura na região abdominal.

O conceito de síndrome metabólica é controverso. Mas reunir fenômenos patológicos diferentes em um único nome tem um mérito indiscutível: relembra ao médico e ao paciente que nesses casos a terapia não deve ocupar-se de um único problema (por exemplo, a hiperglicemia), mas estudar, enfrentar e administrar ao mesmo tempo todo um conjunto de fenômenos (por exemplo, a hipertensão, a dislipidemia) e principalmente comparar os fatores que os condicionam (obesidade, sedentarismo).

Vamos agora examinar mais detalhadamente alguns dos principais aspectos dessa síndrome.

Gordura visceral, muscular e ácidos graxos livres. Devemos nos lembrar de que a gordura corporal é composta por células que contêm reservas adiposas sobre forma de triglicérides. Os maiores depósitos adiposos estão nos níveis subcutâneos e intra-abdominais. Quando a quantidade de gordura é relevante, esta se espalha por entre as fibras musculares, e até dentro delas, principalmente nas pessoas com mais idade. Os estudos sobre a gordura intramuscular e sua estreita relação com a gordura abdominal levaram a considerá-la uma nova protagonista no quadro fisiopatológico e clínico da obesidade e como um causador da resistência à insulina.

Gordura abdominal e gordura muscular aumentam à medida que envelhecemos. Os ácidos graxos, uma das mais importantes fontes de energia do organismo humano, circulam na corrente sanguínea como ácidos graxos livres (AGL) ou como triglicérides dentro das lipoproteínas. Eles são liberados pelas células adiposas através da lipólise, que é regulada por diferentes atividades hormonais, em especial pela insulina, que, em condições normais, inibe a atividade da lípase hormono--sensível. O aumento da concentração plasmática dos ácidos graxos representa um importante elo na trama das doenças que complicam a obesidade.

A atividade lipolítica varia em função da distribuição setorial dos adipócitos: é maior na obesidade visceral em relação à obesidade subcutânea e, logicamente, em relação à condição de peso corporal normal. O aumento dos depósitos adiposos viscerais parece ser o fator principal que precede o aumento da lipólise, do fluxo e do metabolismo do AGL. A posterior exposição dos tecidos hepáticos e extra-hepáticos ao AGL conduz a alterações na dinâmica e na ação da insulina.

Em um estudo realizado com ratos moderadamente obesos, verificou-se, por exemplo, que a remoção cirúrgica da gordura abdominal normaliza a insulino-resistência.

Hiperinsulinemia e insulino-resistência. AGL e resistência à insulina estão, portanto, relacionados entre si e, juntamente com a obesidade visceral, são os principais fatores responsáveis pelas alterações características da síndrome metabólica.

Várias pesquisas feitas com pessoas de peso normal e com obesos, estes últimos subdivididos em viscerais e subcutâneos, demonstraram que a tolerância glicídica é pior nos obesos em comparação com as pessoas de peso normal e nos obesos viscerais em relação aos obesos subcutâneos. Esses estudos revelam o estreito vínculo entre obesidade visceral, hiperinsulinemia, insulino-resistência e diabetes do tipo 2, sugerindo um papel fisiopatológico crucial dos AGL provenientes da gordura visceral.

Na obesidade, a hiperinsulinemia é quase uma regra e é causada principalmente pela maior produção de insulina por parte do pâncreas, com o objetivo de compensar a menor sensibilidade dos tecidos à ação do hormônio (insulino-resistência): a insulina circulante não consegue prevenir o aumento da taxa glicêmica (hiperglicemia). O efeito exercido pelo excesso de peso sobre a tolerância glicídica é muito grande e a probabilidade de diabetes do tipo 2 aumenta com a elevação do IMC. É interessante o fato de que, mesmo com diferenças *normais* (18,5-25) nos valores do IMC, o risco de diabetes torna-se significativamente maior já nas pessoas com IMC > 23.

Em muitos indivíduos obesos, a reduzida tolerância à glicose não evolui para casos de diabetes. Estão em jogo não somente o perfil genético, como a localização da gordura no organismo: o risco de diabetes do tipo 2 é muito menor quando a gordura está distribuída principalmente nas regiões subcutâneas, mesmo que a obesidade seja elevada.

Sabemos que o sedentarismo contribui para a resistência à insulina: pessoas obesas com significativa quantidade de gordura intramuscular, depuração reduzida de AGL nos múscu-

A OBESIDADE É UMA DOENÇA?

los e resistência à insulina, se forem submetidas a programas de atividade física, apresentam melhoras no seu quadro geral.

Nos lutadores japoneses de sumô, os intensos exercícios físicos cotidianos previnem o acúmulo de gordura visceral. A adiposidade deles é prevalentemente subcutânea e seus níveis de açúcar e gordura no sangue são normais, a despeito de uma ingestão calórica da ordem de 5.000 a 7.000 kcal/dia.

Precisamos nos lembrar de que nos indivíduos obesos, corroborando a utilidade de se detectar e diagnosticar precocemente, a hiperglicemia por si contribui para a resistência à insulina, e, corrigindo-a, combate-se esse fator patogênico adicional. Descobertas recentes assinalam também que anomalias em algumas adipocinas – peptídeos secretados pelas células adiposas – podem causar de forma variável, de pessoa para pessoa, o desenvolvimento da resistência à insulina nos quadros de obesidade, como é o caso da leptina, da adiponectina, do TNF-alfa (*tumor necrosis factor-alpha*) e da resistina.

Portanto, são múltiplos os fatores que colaboram para o desenvolvimento da resistência à insulina. São de grande importância as causas genéticas, a reduzida atividade física, a composição da dieta, os hormônios e o envelhecimento. Porém, a obesidade, principalmente a visceral, continua sendo o fator de risco mais significativo.

Como veremos adiante, não é necessária a presença do diabetes para que seja diagnosticada a síndrome metabólica. São suficientes os níveis de glicemia mais elevados que o normal para criar um fator determinante dentro do conjunto. Uma recente análise metabólica demonstrou a estreita correlação entre os níveis de glicemia e a incidência de eventos cardiovasculares em indivíduos não diabéticos. Assim, a simples hiperglicemia tem papel significativo dentro do universo de fatores da síndrome metabólica associada à obesidade visceral.

Dislipidemia. Normalmente, mais cedo ou mais tarde, o excesso de peso vai se associar a elevados níveis plasmáticos de colesterol total, de colesterol LDL (lipotroteína de baixa densidade) e de triglicérides hemáticos, e a baixos níveis de colesterol bom (HDL – lipoproteína de alta densidade).

Calcula-se que o aumento de um ponto no IMC corresponde à redução de 1,1 mg% de HDL nos jovens e de 0,69 mg% nos adultos.

Um aspecto interessante na alteração lipídica, associada à obesidade visceral, é a presença de LDL modificada, caracterizada pela baixa concentração de colesterol e elevada concentração de Apoproteína-B, baixo peso molecular, elevada mobilidade eletroforética, pequena dimensão e alta densidade. São moléculas bastante aterogênicas e caracterizam os indivíduos que sofrem de hipertrigliceridemia e resistência à insulina associada à obesidade visceral.

Os estudos epidemiológicos sobre as LDL, pequenas e densas, sugerem que uma elevada presença deste tipo de células representa um aspecto importante na síndrome metabólica.

Hipertensão arterial. Frequentemente a obesidade se associa à hipertensão. Os fatores importantes são o grau de obesidade, a idade do surgimento do excesso de peso, há quanto tempo se instalou a obesidade, as alterações do peso durante esse tempo e, principalmente, a concentração visceral da gordura corporal.

Parece que a resistência à insulina é anterior ao desenvolvimento da hipertensão estável em indivíduos de alto risco. A insulina possui capacidade vasodilatadora e o fenômeno da resistência à insulina também ataca esse mecanismo.

De fato, muitas pesquisas epidemiológicas de caráter prospectivo e clínico demonstraram a associação entre a hiperinsulinemia, a resistência à insulina e a hipertensão, principalmente em indivíduos de raça branca (a relação entre a hiperinsulinemia e a hipertensão não acontece entre pessoas negras nem entre os índios Pima). Devemos destacar também uma significativa combinação entre os níveis hemáticos de AGL e a pressão arterial.

Risco de trombose. Todos os fatores da síndrome metabólica estão associados, individualmente, com anomalias do sistema da coagulação que partem da ativação das células endoteliais (as quais promovem a formação da trombose e a produção da fibrina).

A agregação plaquetária aumenta com a predisposição para o aparecimento de microtrombos; o fator VII, potente pró-coagulante, é ativado. Ativam-se também os níveis de fator IX, do fator X, da protrombina e a concentração de PAI-1 (inibidor de ativação de tecido do plasminogênio tipo 1).

Todos esses fenômenos contribuem para reduzir a atividade fibrinolítica do plasma. E já são numerosas as pesquisas sobre grupos populacionais que demonstraram uma relação entre a síndrome metabólica e a redução da atividade fibrinolítica.

Vamos nos deter em um fator que chama a atenção de modo crescente, o PAI-1: os níveis de PAI-1 são elevados em pessoas com doenças coronarianas, e também em pacientes com resistência à insulina. Diversos estudos clínicos indicam que a resistência insulínica pode constituir um importante fator de regularização no aparecimento do PAI-1, tendo influência sobre os seus níveis hemáticos. Nos últimos anos está sendo demonstrada a capacidade de o tecido adiposo, principalmente o abdominal, produzir PAI-1.

Em seu conjunto, estes resultados permitem dizer que o PAI-1 pode constituir um elo entre a obesidade visceral, a resistência à insulina e as doença cardiovasculares.

Critérios diagnósticos para a síndrome metabólica. A importância clínica do conceito de síndrome metabólica é reconhecida. No entanto, ainda existem muitas incertezas e um acirrado debate sobre os critérios diagnósticos.

Nem sempre estão presentes todos esses diferentes fatores. E dentre eles, quais seriam necessários para o diagnóstico, de acordo com as normas correntes nestes últimos anos?

Os critérios da OMS em 1999 previam: reduzida capacidade de tolerância glucídica ou diabetes associado à resistência insulínica, e pelo menos um dos outros elementos apresentados na tabela 5. Devemos nos lembrar de que a microalbuminúria é um importante índice de predisposição para as nefropatias; um tipo de diabetes não reconhecido ou não adequadamente controlado torna-se uma possível causa.

Tal definição diagnóstica da OMS baseia-se muito no problema do diabetes: considera indispensável a reduzida tolerância à glicose e a resistência insulínica, e julga complementares e intercambiáveis os demais fatores.

A OBESIDADE É UMA DOENÇA?

Tabela 5. Critérios para o diagnóstico da síndrome metabólica.

Reduzida tolerância à glicose ou diabetes
Resistência insulínica (níveis de glicose abaixo do quarto mais baixo registrado na população de referência)
Pelo menos dois dentre os seguintes sintomas:
• Hipertensão arterial (PA > 140/90 mmHg)
• Hipertrigliceridemia (Tg > 150 mg%) e/ou baixo HDL (< 35mg% nos homens e < 39 mg% nas mulheres)
• Microalbuminúria (> 20 μg/ml)
• Obesidade visceral (*waist/hip ratio* > 0,90 nos homens e > 0,85 nas mulheres) e o IMC > 30.

Fonte: OMS (1999)

Tabela 6. Critérios para o diagnóstico de síndrome metabólica.

Obesidade visceral	Circunferência da cintura
• Homens	102
• Mulheres	88
Triglicérides	> ou = 150 mg/dl
HDL colesterol	
• Homens	< 40 mg/dl
• Mulheres	< 50 mg/dl
Pressão arterial	> 130/80 mmHg
Glicemia em jejum	> ou = a 110 mg/dl

Fonte: ATP III (2001–2002)

O esquema diagnóstico proposto a seguir pelo ATP III (*Adult Treatment Panel*) parece mais equilibrado e aceitável. No relatório final dedicado ao programa de educação para a hipercolesterolemia, prevê-se – para o diagnóstico da síndro-

Obesidade e excesso de peso

me metabólica – a presença, com igual importância, de índices de obesidade visceral, de hipertensão arterial e de alterações do metabolismo glucídico e lipídico (tabela 6).

O grau de obesidade visceral exigido pelo ATP III, para que seja diagnosticada a síndrome metabólica, é elevado. Como já havíamos assinalado, devemos nos lembrar de que em muitos indivíduos do sexo masculino as alterações metabólicas podem aparecer em níveis de obesidade visceral menor, com circunferência da cintura em torno de 94 e 102 cm.

Nenhuma das duas propostas, para que seja diagnosticada a síndrome metabólica, atende em todos os detalhes às exigências da epidemiologia e da clínica médica. É importante destacar, porém, que, no seu conjunto, os elementos que compõem a síndrome metabólica representam o mais difundido fator de risco cardiovascular no mundo industrializado (e agora, até em muitos países em vias de desenvolvimento) e que a obesidade visceral é o seu motor principal.

O aumento do peso que predispõe à síndrome metabólica

Por volta dos 20 anos, isto é, após o final da fase de crescimento, a maioria das pessoas tem um peso corporal normal. O excesso de gordura se acumula principalmente nas décadas posteriores. Com exceção dos fisiculturistas, a maior parte do peso acrescentado depois dos 20 anos deve ser considerada gordura corporal.

Não é só isso. Depois dos 50 anos, a ausência de aumento de peso não significa que não se tenha aumentado a cota de tecido adiposo: após essa idade, apesar das diferenças individuais, a massa muscular é lentamente substituída pela gordura, e a maior parte desta se localiza na região abdominal. O fenômeno pode ser facilmente verificado medindo-se a circunferência da cintura.

O risco de diabetes na idade adulta é significativamente elevado, mesmo nos casos de modesto ganho de peso e independentemente do histórico familiar. O aumento de peso e de adiposidade na idade adulta é, portanto, um fator relevante para a síndrome metabólica.

Estes dados apenas descritos, e muitos outros ligados a eles, destacam a importância tanto do tratamento quanto da prevenção do excesso de peso e da obesidade.

O médico clínico deve controlar todos os componentes do grupo que compõe a síndrome metabólica e levar em conta não somente as alterações mais importantes, mas também aquelas leves e iniciais. Deve também se lembrar e assinalar enfaticamente que redução no peso corporal, mesmo as mais modestas, melhora toda a síndrome metabólica e reduz os riscos cardiovasculares.

Tumores

Muitas pesquisas epidemiológicas e clínicas assinalaram que a obesidade se associa à maior incidência de vários tumores.

Como exemplo, temos uma análise essencial desenvolvida pelos pesquisadores do American Cancer Association. O estudo demonstrou que a mortalidade por tumores, nos Estados Unidos, está ligada significativamente ao excesso de peso e torna-se progressiva com o aumento nos valores do IMC. Calculou-se que, a cada ano, cerca de 90 mil óbitos por tumores poderiam ser evitados se fosse mantido o peso corporal dentro dos valores de IMC de 18,5–25.

Nos homens obesos é maior a incidência de tumores de próstata e do cólon e reto.

Nas mulheres obesas é maior a frequência de câncer do endométrio, das mamas, dos ovários e da vesícula, quando comparadas a suas coetâneas com peso normal. A elevada ocorrência de tumores no sistema reprodutivo das mulheres obesas está relacionada ao aumento da produção de estrógeno por parte do tecido adiposo. O fenômeno refere-se ao grau de obesidade e pode ter importância especial no período pós-menopausa, época da vida em que as mulheres tornam-se especialmente expostas a esse tipo de neoplasia. No que diz respeito aos tumores de mama, é sugestiva a associação com a obesidade visceral, e também importante a relação com a quantidade de gordura abdominal.

Deve também ser lembrado que, em geral, prognósticos de tumores aumentam em condições de obesidade.

Respiração

"Que absurdo, aquele garoto! Adormeceu novamente." "Puxa vida, garoto, isso é realmente esquisito", intervém Mr. Pickwick. "Ele sempre dorme demais?" "Dorme! Dorme direto. Dorme em pé e ronca enquanto põe a mesa". "Realmente estranho!" Foi o comentário do Mr. Pickwick. "Sim, realmente estranho... uma aberração da natureza! Aqui, Joe... Joe... leva embora estas coisas e abre outra garrafa. Está me ouvindo?". O rapaz se levantou, abriu os olhos, engoliu a enorme quantidade de coisas que tinha na boca, desde quando se deixou adormecer, e, com gestos lentos, começou a obedecer as ordens do patrão... alegrando-se com tudo e jogando seu olhar lânguido sobre o que tinha sobrado da festa.

Esta passagem de Charles Dickens (trecho de *Os cadernos póstumos do Clube Pickwick*), que descreve o gordo Joe e seus acessos de sono, inspirou a expressão "síndrome de Pickwick", com a qual se indica um quadro clínico de obesidade, hipoventilação respiratória e sonolência diurna.

A maior parte dos indivíduos com síndrome de Pickwick também sofre de um distúrbio respiratório grave conhecido como Síndrome da Apneia Obstrutiva do Sono (SAOS).

A insuficiência respiratória é muito comum na obesidade, sobretudo nas formas mais graves. Deve ser atribuída à dificuldade na função ventilatória e a alterações na relação ventilação/perfusão. A SAOS, ou doença dos grandes roncadores, é típica da obesidade visceral. É caracterizada por um ato respiratório ineficaz por obstrução dinâmica das vias respiratórias extratorácicas.

O acúmulo de tecido adiposo na região perifaríngea cria estenose das vias aéreas superiores e torna as paredes da hipofaringe mais sujeitas a colapsos. Essa flacidez favorece a oscilação das próprias paredes na passagem do ar, base mecânica do sonoro ronco, típico da síndrome. A apneia se produz porque passivamente as paredes faríngeas entram em colapso durante a inspiração, com consequente obstrução da passagem do ar pelas vias respiratórias superiores. Os movimentos da caixa torácica e do diafragma não acompanham o fluxo aéreo e o indivíduo tem a atitude típica de quem está sem ar.

O acúmulo de tecido adiposo na região intra-abdominal agrava o quadro da insuficiência respiratória, porque reduz a mobilidade do diafragma e a reserva respiratória pulmonar. Álcool, sedativos, substâncias entorpecentes, fumo e obstruções nasais pioram os sintomas.

Episódios de apneia (4-5 por noite) podem aparecer durante o sono até nos indivíduos normais, porém, nas pessoas com síndrome de apneia obstrutiva, o número de crises pode chegar a algumas centenas por noite. Seguem-se a hipoxemia, isto é, redução dos valores de PaO_2 (pressão parcial de oxigênio no sangue arterial), e a hipercapnia, isto é, aumento dos valores de $PaCo_2$ (pressão parcial de anidrido carbônico no sangue arterial). Lembremo-nos de que os critérios de hemogasometria de insuficiência respiratória são: $PaO_2 < 55$ mmHg e $PaCO_2 > 45$ mmHg.

A polissonografia é o exame que permite registrar os episódios de apneia, e a duração de cada um deles pode chegar a sessenta segundos.

A redução do excesso de peso melhora drasticamente o quadro clínico, e os sintomas estão resumidos na tabela 7.

Tabela 7. Síndrome das apneias obstrutivas do sono.

Sintomas noturnos
- Roncos intermitentes
- Interrupção do sono pela falta de ar
- Hiperatividade motora noturna
- Hipersudorese noturna
Cefaleia ao acordar
Cansaço e sonolência diurna
Déficits cognitivos (memória e concentração)
Distúrbios na sexualidade

Fígado

Na obesidade, a esteatose hepática é um fenômeno muito frequente. Porém, em geral recebe pouca atenção. São recentes as reavaliações fisiopatológicas e clínicas e o seu enquadramento nosológico com o nome de Doença Hepática Esteatósica Não Alcoólica (*Non alcoholic steotohepatitis* – NASH).

Sabe-se já há algum tempo que o acúmulo lipídico dentro das células hepáticas está relacionado ao excesso de peso corporal. É mais recente a explicação fisiopatológica da hepatopatia esteatósica com o aumento do fluxo de AGL do tecido adiposo visceral.

São duas as linhas de risco que acompanham o fenômeno. A primeira é aquela extrema, com o perigo de uma evolução crônica da doença hepática esteatósica até chegar à cirrose. A segunda é aquela ligada à síndrome metabólica, em que a NASH representa o cofator crucial das alterações de todas as vias metabólicas que partem do fígado ou passam por tal órgão.

Em pessoas obesas, foi demonstrada há algum tempo uma prevalência elevada de cálculos na vesícula. Do *Nurse's Health Study* vêm não somente a estrita associação entre obesidade e cálculos na vesícula, mas também o fato de que o risco de cálculos biliares está relacionado ao IMC, com uma incidência que se torna muito elevada para valores superiores a 30.

Os mecanismos que coligam a obesidade, a síndrome metabólica e o problema de cálculos na vesícula não estão bem claros. A elevação da rotatividade do colesterol, ligada ao aumento da gordura corporal, parece a hipótese patogênica mais convincente. A produção de colesterol está relacionada linearmente à gordura corporal: para cada kg de tecido adiposo são sintetizados 20 mg de colesterol. Isto repercute na excreção biliar, com consequente risco de se formarem pedras na vesícula.

Articulações e ossos

Não existem indivíduos com prolongados casos de obesidade que não tenham desenvolvido alguma patologia degenerativa osteoarticular, principalmente nos quadris e nos joelhos.

São poucos os estudos mais aprofundados sobre essas complicações, talvez porque não incidam significativamente sobre a mortalidade. Porém, ela representa um dos maiores riscos de desabilidade na velhice e, consequentemente, de queda na qualidade de vida e de aumento nos custos socioeconômicos.

Um problema em especial é a osteoporose. Há tempos se considera a gordura corporal um fator de proteção contra a osteoporose/osteopenia, mas recentes estudos fisiopatológicos estão dando mais atenção ao problema da relativa perda da massa magra (constituída por musculatura, ossos e órgãos) nos obesos. Então, a atividade muscular, seja por exercícios físicos, seja pelas atividades diárias, é uma grande aliada, uma vez que aumenta o pico de massa óssea nos adultos e reduz a brusca perda de tecido ósseo nos idosos. Quanto maior o sedentarismo, maior o aumento do risco da osteoporose, principalmente nas mulheres em idade avançada.

5 A obesidade como problema estético

Um corpo atraente...
Por quê?

Não vamos falar aqui sobre o amor, a seleção do parceiro, sobre a existência ou não de razões para as escolhas e o desejo sexual – por que justamente "este" ou "aquela", "nesse" momento da vida... – nem sobre o sentido da beleza e do gosto em termos filosóficos.

Ao contrário, vamos brevemente nos deter em uma questão de caráter sociobiológico, pelo menos aparentemente mais simples: quais são as características anatômicas que induzem a maior parte dos homens a julgar certas formas no corpo feminino mais atraentes que outras? Não vamos falar do imaginário masculino em relação às mulheres, porque os estudos a respeito ainda são escassos e pouco convincentes. Talvez porque, para as mulheres, a imagem física de um homem tenha uma importância diferente, como sustentam algumas pessoas; ou talvez porque nossa cultura e nossa ciência ainda estejam marcadas por forte influência masculina.

Segundo a psicologia evolucionista, um corpo feminino parece sexualmente mais atraente ao homem quando tem características que indicam uma boa capacidade reprodutiva. A distribuição da gordura, por exemplo, está ligada à fertili-

97

dade, e a silhueta feminina considerada sexualmente atraente tem uma forma de ampulheta, com as glândulas mamárias bem desenvolvidas e depósitos adiposos nos glúteos e nas coxas adequados para sustentar o peso da gravidez e do aleitamento.

Por muito tempo julgou-se que o maior poder de atração sexual estivesse estatisticamente associado principalmente à relação cintura/quadris (*waist/rip ratio*, circunferência da cintura/circunferência dos quadris) igual a 0,7 ou próxima a este valor. Calculou-se que os ícones de beleza, mesmo sendo muito diferentes entre si, como a Vênus de Milo, Kate Moss, Marilyn Monroe, Twiggy e Sophia Loren, apresentavam, todas, esse mesmo índice. Mas a hipótese de que esse fator fosse determinante no poder de atração sexual de uma mulher, enquanto indicador confiável de sua capacidade de reprodução, foi contestada por um bom argumento: muitas garotas que sofrem de anorexia nervosa – portanto, amenorreicas e inférteis – tem a relação cintura/quadris em torno de 0,7.

Um breve, mas claro, estudo experimental publicado há alguns anos pela revista *The Lancet* – uma das mais importantes publicações científicas na área médica – propôs uma tese diferente. Foi solicitado a quarenta rapazes estudantes que avaliassem cinquenta fotos coloridas de corpos de garotas com a mesma faixa etária deles, vistas de frente e apresentadas em ordem aleatória, e dessem-lhes uma pontuação referente ao *sex appeal*. Eram dez imagens para cada tipo de IMC: muito magras (< 15), abaixo do peso (15-19), peso normal (20-24), acima do peso (25-30) e obesas (> 30). Dentro de cada grupo havia representação de figuras com diversos tipos de relação cintura/quadris, de 0,68 a 0,90. O rosto não era visível. Eles deveriam examinar o conjunto todo antes de dar a avaliação de sua preferência.

O IMC tornou-se um pré-requisito da capacidade de atração mais importante na relação cintura/quadril. Foram consideradas mais atraentes do ponto de vista sexual as imagens femininas correspondentes a valores de IMC entre 19 e 20. O poder de atração ia diminuindo rapidamente diante das imagens das mais magras (IMC abaixo de 17) e mais lentamente diante daquelas que estavam acima do peso (IMC acima de 25).

Na figura 3, que resume graficamente os resultados das análises estatísticas, a linha contínua indica os valores médios, enquanto os pontilhados mostram o percentual da margem de erro em 99% (99% é o grau de certeza que coloca a média da população dentro desta faixa).

Figura 3. IMC e poder de atração sexual de um corpo feminino.

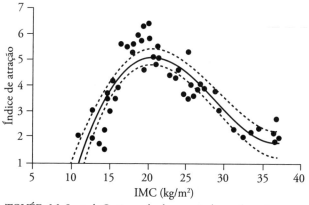

Fonte: TOVÉE, M. J. et al. Optimun body-mass index and maximum sexual attractiveness. *The lancet*, 1998, 352, n. 9127, p. 548.

Este estudo muda o indicador de referência, mas parece confirmar a hipótese básica da psicologia evolucionista: o poder de atração sexual ligado à imagem física feminina depende principalmente das características morfológicas que assinalam uma boa capacidade reprodutiva. Como sabemos, nas sociedades industrializadas modernas, o IMC 19-20 está associado a um risco menor de doenças da obesidade – ou dela decorrentes – e a uma expectativa de vida mais longa. Além disso, a emaciação e a magreza comprometem a capacidade reprodutiva muito mais do que o excesso de peso.

A breve pesquisa de Martim Tovée e seus colaboradores suscitou muito interesse e numerosas citações. Entre os resultados indiretos confirmou que uma garota que fica doente por anorexia nervosa não está tentando encontrar uma magreza atraente, mas persegue, com obstinação implacável, um corpo diminuto... e repelente.

Porém, esse trabalho não deixa de ter algumas limitações importantes. Duas dentre outras: a amostragem é pouco numerosa e, principalmente, formada somente por jovens estudantes do ensino médio, que olhavam imagens de corpos de garotas da mesma idade que a sua. Como escreveu Steven B. Halls, em um comentário a respeito, os resultados desse estudo não valem para mulheres, as quais deveriam emitir opinião sobre imagens de corpos masculinos, e não se aplicam a outras faixas etárias. E acrescentou com ironia, citando as palavras de um amigo: "The best thing about growing older, is that more and more of the opposite sex populations looks attractive to me" ("A melhor parte de envelhecer é que considero atraente um número cada vez maior de pessoas do outro sexo").

Desenvoltura ou vergonha?
O estigma social da obesidade

O desejo de mudar o próprio aspecto físico é uma importante mola propulsora para a decisão de emagrecer.

A maior parte das jovens mulheres com obesidade de grau leve (IMC 30-34,9) ou moderado (IMC 35-39,9) coloca o fator estético em primeiro lugar entre os motivos para perder peso. Mas até em pessoas gravemente obesas (IMC > ou = a 40), que pensam em fazer a cirurgia bariátrica, as preocupações com o aspecto físico constituem uma justificativa importante para esta escolha; é o que diz, dentre outros, um estudo recente coordenado por Thomas Wadden.

O grupo para o qual a questão do bonito e do feio parece ter menor importância é aquele dos homens com obesidade III (IMC > ou = 40) e com mais de 40 anos. Porém, o problema da imagem não está ausente nem mesmo nesta população. Por exemplo, em uma amostragem com indivíduos obesos estudados por Alan S. Levy e Alan W. Heaton, 16% dos homens adultos com obesidade grave gostariam de perder peso, antes de tudo, para melhorar a própria imagem física.

Conhecemos pessoas que, com desenvoltura, carregam pelo mundo seu corpo avantajado, muitas vezes com certo orgulho e até com uma soberana elegância. Mas são muito mais numerosos aqueles que vivem o fato de ser gordos com embaraço, vergonha, culpa. Por quê? Sempre foi assim?

A Vênus (ou melhor, a Mulher) de Willendorf foi encontrada em 1908, a pouca distância da cidade de Willendorf, na Áustria. É a mais famosa dentre uma série de esculturas similares que remontam ao período Paleolítico Superior, descobertas em uma vasta região que vai da Sibéria à França e compreende também a Itália (Vênus de Balzi Rossi, Vênus de Savignano). Está entre as representações mais antigas de um ser humano: os últimos estudos a datam de 22 a 24 mil anos antes da era cristã. Trata-se de uma minúscula estátua de pedra porosa, com altura de onze centímetros. No tempo em que foi descoberta, conservava ainda traços do ocre vermelho com a qual havia sido pintada; pensou-se que a pigmentação simbolizava o sangue menstrual. A figurazinha representa uma mulher obesa, nua, com seios grandes, abdome, coxas e glúteos muito opulentos, a vulva inchada e pronunciada. O rosto não foi desenhado, mas está completamente escondido por cabelos emaranhados (ou por um chapéu?), segundo alguns especialistas, para destacar o sentimento de corpo puro, anônimo, sem identidade.

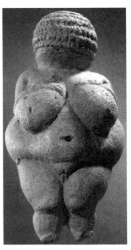

Realmente, a Mulher de Willendorf reproduz uma feminilidade toda focada no biológico. É um ícone do sexo feminino – uma marca forte e remota da natureza. Mais do que apenas símbolo, como diríamos hoje, é a interpretação socialmente condicionada

Mulher de Willendorf

do sexo biológico a que pertence; um domesticado produto da história e da cultura. Essas figuras pré-históricas foram definidas como "Vênus impudicas", para contrastar com as Vênus púdicas do período Clássico e do Renascimento: a Afrodite de

A OBESIDADE COMO PROBLEMA ESTÉTICO

Cnido, a Vênus Capitolina ou aquela de Boticelli, que escondem os seios ou, pelo menos, os órgãos genitais.

A Mulher de Willendorf não está grávida; é efetivamente gorda.

Para a população de caçadores e desbravadores daquela época, a obesidade era, com certeza, um privilégio raríssimo: é interessante notar que nenhum dos poucos símbolos paleolíticos retrata homens com corpos gordos. É plausível interpretar as Vênus do Paleolítico como deusas-mãe, símbolos da fertilidade, retratos de um antiquíssimo culto à obesidade feminina, entendida como garantia de fecundidade.

Por outro lado, na antiguidade clássica, a palavra latina *obesus* refere-se, sim, às causas daquela condição física (*ob-edere*, "de tanto comer"), mas também já apresentava uma conotação, um segundo significado pejorativo: "vulgar, rude, obtuso".

Mas o desprezo social por um corpo muito gordo necessariamente não coincide com a idolatria à magreza.

No mundo pré-industrial, certa opulência nas formas corporais, principalmente femininas, representou por muito tempo o ideal estético prevalente: refletia uma ideia de saúde e riqueza. Nas sociedades industriais modernas, ao contrário, a magreza, em especial a feminina, tornou-se o estereótipo dominante.

Como um autêntico paradoxo, nas sociedades contemporâneas da opulência e do consumismo exacerbado, um corpo gordo geralmente é considerado feio; especialmente, mas não somente, em mulheres jovens. A magreza tornou-se um sinal obrigatório de distinção social, no sentido tão bem analisado por Pierre Bourdieu no livro *La distinction* [A distinção].

103

O médico Wilhelm Ebstein (1836-1912) classificava a *polisarcia adiposa* – um dos antigos nomes da obesidade – de acordo com as reações sociais diante de indivíduos com excesso de peso e classificava-os em três categorias: a dos invejados, a dos ridicularizados e a dos coitados.

Nos dias de hoje, principalmente nos países desenvolvidos, a obesidade é geralmente motivo de zombaria, às vezes de compaixão, mas com certeza não mais motivo de inveja.

Um grande número de pesquisas de caráter psicossocial mostra atitudes preconceituosas e discriminações infundadas em relação à obesidade.

Alguns exemplos de preconceitos mais difundidos:

- os obesos não possuem autodisciplina, nem força de vontade, são preguiçosos, negligentes, incompetentes, pouco asseados, não confiáveis, instáveis no plano emocional;

- pessoas obesas pensam mais lentamente, têm menos capacidade de atenção e concentração, pouco carisma e capacidade de liderança reduzida;

- a aparência física é consequência de sua fraqueza moral e os obesos são, na verdade, os próprios culpados de sua obesidade.

Os preconceitos começam bem cedo. Com três anos de idade, as crianças já atribuem atributos pejorativos mais facilmente a um gordo que a um magro.

Em 2001 foi feito um estudo com alguns alunos do ensino médio para avaliar o seu comportamento em relação aos colegas obesos da mesma idade e para comparar os dados com aqueles obtidos por uma pesquisa análoga feita em 1961; à distância de quarenta anos, a discriminação em relação à obesidade entre os mais jovens piorou muito.

Poder-se-ia esperar das pessoas que trabalham na área da saúde um comportamento mais crítico e equilibrado. No entanto, no campo da saúde – em especial entre os médicos, nutricionistas, enfermeiros, estudantes de medicina – são bastante difundidos prejulgamentos e discriminações em relação à obesidade. Muitos enfermeiros gostariam de não tratar de pessoas gordas, sentem repulsa em relação a elas e preferem não tocá-las.

Solicitou-se a centenas de médicos americanos que indicassem as categorias de pacientes em relação às quais eles têm sentimentos mais negativos. A obesidade foi indicada em quarto lugar, após a dependência de drogas, o alcoolismo e doenças mentais. Associaram-na à falta de higiene, à incapacidade de aceitar qualquer tipo de terapia, à agressividade e até à desonestidade. Diante de um paciente obeso, a maior parte dos médicos de várias especialidades evita enfrentar o problema do peso por falta de tempo, sensação de inutilidade e despreparo.

Mesmo as políticas de saúde pública tendem a discriminar a obesidade. Já existem amplas e convincentes provas de que ajudar pessoas obesas a perder peso contribuiria para uma enorme economia aos sistemas nacionais de saúde pública. Além disso, a cobertura de despesas médicas para o tratamento de pessoas com excesso de peso é ainda inconsistente: os planos de saúde de muitos países não preveem terapias específicas para a obesidade e estes casos são excluídos da maioria dos planos de saúde particulares.

Um outro aspecto do problema se encontra no campo da pesquisa científica.

Em muitos estudos clínicos ou experimentais, os indivíduos com excesso de peso são pouco representados e chegam até a ser excluídos *a priori* (a não ser que a pesquisa diga respeito à própria obesidade). Um exemplo: dezenas de milhares de mulheres participaram do estudo longitudinal (no qual os grupos examinados são acompanhados por um período de tempo e controlados periodicamente) *Women's Health Initiative*, financiado por uma importante instituição americana (Nacional Institutes of Health – NIH, o instituto de saúde dos Estados Unidos). O objetivo era estudar tumores, doenças do coração e osteoporose, e, apesar de as mulheres com excesso de peso serem as que apresentam maior risco de desenvolver muitas destas doenças, elas foram excluídas da amostragem.

Neste ponto não nos surpreende o fato de que – diante da mesma classe social e com o mesmo empenho – os estudantes acima do peso recebem, em média, notas mais baixas e são mais frequentemente excluídos das escolas de elite. E na idade adulta, encontram maiores obstáculos para conseguir um emprego, são colocados em posições de menor prestígio, recebem menor remuneração e são deixados de lado nas promoções. Até mesmo alugar um apartamento é mais difícil. Um estudo com milhares de pessoas revelou que mulheres obesas ganham geralmente 12% menos do que aquelas com peso normal, se comparadas e fazendo o mesmo tipo de serviço. Parece que também têm maiores dificuldades para se casar, especialmente com homens de classe superior à delas, e até para adotar crianças.

Para concluir radicalmente, no universo contemporâneo, submetido às leis da magreza, a pobreza favorece a obesidade e a obesidade torna mais difícil deixar a pobreza. Isto vale para os homens e, ainda mais, para as mulheres, às quais o aspecto físico é um *requisito* social de maior importância.

O comportamento da sociedade ocidental em relação aos obesos parece, portanto, tristemente análogo àquele descrito meio século atrás por Erving Goffman, a propósito da estigmatização das doenças mentais, em *Manicômios, prisões e conventos* (São Paulo: Perspectiva, 1999).

Pode ser útil recordarmos, em termos gerais, em que consiste o processo de estigma social. Baseia-se no descrédito sistemático de alguns indivíduos designados pela opinião pública como "anormais", devido às suas diferenças em relação aos outros, que, ao contrário, são classificados como "normais". O estigma motiva e justifica a desvalorização, o desprezo e a discriminação. É interessante notar que, como em um círculo vicioso, esses mesmos estigmatizados acabam por perder não somente o poder, mas também o desejo de reagir, e aderem mais ou menos conscientemente ao pensamento hegemônico. Talvez na esperança de não agravar a sua condição de marginalidade e como forma de *normalizar-se* e de unir-se ao desprezo dos "normais" diante de sua diversidade.

É por esse caminho que o estigma social acaba gerando, em quem é vítima dele, uma baixa autoestima tão profunda e tenaz quanto irracional.

Imagem corporal

A expressão "imagem corporal" foi introduzida pelo psicanalista Paul Schilder entre as décadas de 1920-1930. Queria indicar "o retrato mental que fazemos de nosso corpo, quer dizer, o modo como nosso corpo aparece para nós mesmos". Portanto, diz respeito à representação mental que cada um de nós tem do próprio aspecto físico e a relação, consciente ou inconsciente, que cada indivíduo estabelece consigo mesmo.

Tal relação não se limita à percepção visual, que constitui somente um dos componentes em um jogo: até um cego de nascença tem uma representação mental de seu corpo. A imagem corporal é uma construção mental complexa para a qual contribuem sensações, emoções, pensamentos e juízos de valores; exerce uma grande influência sobre o comportamento e as escolhas na vida.

Que características tem a imagem corporal para as pessoas obesas? As primeiras observações sistemáticas sobre problemas de imagem corporal ligadas à obesidade remontam aos anos 1960.

Em 1967, Albert Stunkard e Myer Mendelson observaram no *American Journal of Psychiatry* que, em algumas pessoas obesas, mas não em todas:

> [...] o distúrbio da imagem corporal assume a forma de uma preocupação oprimente para a própria obesidade, de tal forma que chega a obscurecer qualquer outra característica pessoal. Não faz nenhuma diferença se a pessoa tem talento, saúde ou inteligência; o peso é seu único pensamento e ela começa a enxergar o mundo inteiro em termos de peso corporal.

Nos quarenta anos posteriores, o problema tornou-se cada vez mais frequente: a idolatria pela magreza – em especial a feminina – acentuou-se e difundiu-se em muitos países do mundo e em todas as classes sociais.

Como classificar, isto é, como chamarmos em termos diagnósticos os casos de obesidade nos quais o embaraço, o transtorno, a vergonha, a repulsa pelo próprio corpo estão especialmente acentuados, tanto que provocam enorme sofrimento e constituem sério obstáculo às relações afetivas, sociais e de trabalho?

A nosografia psiquiátrica contempla somente um tipo de transtorno da imagem corporal, aquele ligado aos defeitos físicos completamente imaginários ou que aos olhos dos outros parecem insignificantes. Trata-se da dismorfia descrita por Enrico Morselli no fim do século passado e disponível no *Diagnostic and Statistical Manual of Mental Disorders*, quarta edição (DSM-IV), editado pela Associação dos Psiquiatras Americanos – APA, como categoria diagnóstica autônoma sob o nome de *Body Dysmorphic Disorder* (Transtorno do Dismorfismo Corporal).

Em anos recentes, foram propostos pela psicopatologia anglo-saxônica dois novos conceitos, mais generalizados e substancialmente sobrepostos entre si: Transtorno de Imagem Corporal (*Body Image Disorder* ou *Body Image Disturbance*) e Imagem Negativa Corporal (*Negative Body Image*). O objetivo destas designações linguístico-conceituais foi reunir sob a mesma definição todos os casos nos quais o desconforto com o próprio corpo pudesse adquirir intensidade patológica, isto é, capacidade de criar um grave sofrimento subjetivo, além de limitações importantes na vida prática. A expressão "todos os casos" engloba tanto aqueles em que o defeito físico é imaginário ou insignificante (e, então, estamos falando de transtorno de dismorfismo corporal) quanto os que o desconforto está ligado a um defeito físico real e evidente (anomalias congênitas, doenças ou consequências de doenças que desfiguram a pessoa, terapias e intervenções cirúrgicas mutiladoras, obesidade etc.), e que traz especial dificuldade.

Os limites dos conceitos nosográficos que acabamos de apresentar residem na falta de critérios diagnósticos bem definidos que possam diferenciar, de forma inequívoca e não muito arbitrária, um transtorno normal de um patológico.

Essas fraquezas teóricas se refletem também nos limites dos testes que foram elaborados para tentar medir – no sentido psicométrico – os transtornos de imagem corporal.

Como medir os transtornos de imagem corporal nas pessoas obesas?

Os instrumentos psicométricos, que foram construídos em grande número para poder avaliar este problema, podem ser reagrupados em três categorias principais:

- reativos mentais que medem a percepção das dimensões do próprio corpo, do corpo de outras pessoas e de objetos inanimados (e que, portanto, colocam em evidência eventuais distorções perceptivas);

- instrumentos que avaliam a distância de uma imagem ideal de corpo (ou seja, a diferença entre as características corporais que o indivíduo atribui a si e aquelas que, a seu ver, seriam as ideais);

- questionários que exploram comportamentos relativos à imagem do corpo, não ocasionais, mas persistentes no tempo (por exemplo, a insatisfação em relação à aparência, a necessidade de evitar expor-se aos olhares dos outros etc.).

A maior parte das pesquisas concentrou-se no estudo das distorções perceptivas e nas insatisfações, este último item medido através de questionário ou apresentação de uma série de silhuetas para, dentre elas, escolher: "Como sou" e "Como gostaria de ser". Mas a experiência clínica demonstra que o comportamento em relação à imagem corporal (*attitudinal body image*) é um conceito multidimensional que inclui muitos elementos cognitivos, de valor, emocionais e comportamentais que estão coligados entre si.

O desconforto, ligado à imagem corporal, pode determinar comportamentos de isolamento, chegando até a fobia social e descontrole compulsivo, como, por exemplo, longas e penosas autoanálises diante do espelho. Aspectos importantes, mas pouco explorados, nos estudos psicométricos relativos a esse assunto são as experiências nas quais a pessoa imagina sair fora do corpo e negá-lo até o grau de extrema despersonalização somatopsíquica, sensação penosa e carregada de angústia pelo não reconhecimento do próprio corpo.

Assim sendo, as disfunções ligadas à autoimagem compreendem várias dimensões, desde o combate global, não somente sob o plano terapêutico, até aquele de avaliação psicométrica.

Os instrumentos para o estudo da imagem corporal foram aplicados até agora principalmente em casos de distúrbio de dismorfismo corporal, anorexia nervosa e bulimia nervosa. No que diz respeito à obesidade, condição em si mesma não psiquiátrica, os estudos psicométricos sobre transtornos de imagem corporal e sobre sua relação com os estilos alimentares são ainda bastante insuficientes, mas já começam a fornecer algumas indicações úteis, como, por exemplo, sobre os assim chamados controladores psicossociais do desconforto ligado ao aspecto físico.

Fatores psicossociais do desconforto corporal na obesidade

Resumimos na tabela 8 os fatores que, segundo muitos especialistas, acentuam a insatisfação estética e o desconforto associados ao excesso de peso. Será interessante destacar algumas das variáveis a seguir listadas.

Com referência ao sexo, os homens com excesso de peso têm em média menos insatisfação com relação ao seu aspecto físico do que as mulheres que estão com o peso acima do desejado, principalmente quando conseguem se sentir grandes e fortes.

Estudos feitos com pessoas de cor branca nos países industrializados mostram que, em média, uma jovem mulher começa a considerar-se acima do peso quando seu corpo atinge cerca de 90% de seu peso ideal; um homem, ao contrário, começa a sentir-se gordo somente a partir de 105%. Porém, devemos acrescentar que, no caso dos homens, o desconforto com o próprio corpo foi subestimado, porque foram utilizados instrumentos idênticos ou muito similares àqueles elaborados para as mulheres jovens. A imagem ideal para muitos homens é a de um corpo imponente, em formato de V – quadris estreitos e ombros largos –, musculoso e virtualmente privado de gordura.

A OBESIDADE COMO PROBLEMA ESTÉTICO

Tabela 8. Fatores associados ao maior grau de insatisfação com o corpo na obesidade.

Gênero feminino
Idade juvenil
Surgimento precoce da obesidade (na fase de crescimento)
Experiências recorrentes de zombarias e preconceitos
*Binge eating**
Etnia caucasiana
Classe social elevada

* Expressão que faz alusão a incontroláveis crises de gula.

As preferências e orientações sexuais são um outro fator. Segundo algumas pesquisas, os homens homossexuais procuram mais a magreza do que os heterossexuais. O contrário aconteceria com as mulheres.

Os estereótipos que imperam na moda e no mundo do espetáculo, ampliados pela publicidade e pela mídia em geral, têm importante responsabilidade na criação e manutenção do estigma social sobre o excesso de peso, principalmente o feminino.

Vamos refletir sobre alguns dados. Em uma geração passada, a média das modelos americanas pesava 8% menos que a média das mulheres americanas com a mesma idade; agora pesam 23% a menos. A diferença entre o corpo real e o ideal se ampliou.

Em dezembro de 2002, Martin Voracek e Maryanne Fisher publicaram no *British Medical Journal* um estudo sobre as medidas das *coelhinhas da playboy*, 577 modelos que estiveram presentes nas páginas centrais da revista *Playboy* entre 1953 e 2001. Todas as garotas extrapolaram as medidas relativas a

113

altura, peso e circunferência dos seios, cintura e quadris. A partir desses dados foram calculados o IMC, as relações entre as diversas circunferências e um índice de androginia (*androginy index*), calculado justamente com base em tais relações e definido pelo grau de semelhança entre as formas do corpo feminino e do masculino. No espaço de quase meio século, o único dado que não se alterou foi o peso: as *coelhinhas* da década de 1990 pesavam tanto quanto as da década de 1950, mas a altura aumentou e, portanto, o IMC diminuiu cerca de 20 pontos na década de 1950 e 18 na década de 1990. As circunferências do busto e dos quadris diminuíram, enquanto a da cintura proporcionalmente aumentou. Aumentou, consequentemente, o índice de androginia.

O artigo interpretou a evolução dessas medidas como indicadores de uma mudança paralela dos padrões estéticos: no decorrer do tempo, o corpo feminino ideal teria se tornado aos poucos cada vez mais magro e menos diferente do corpo masculino.

Resultados parecidos foram obtidos ao se estudar as medidas físicas das concorrentes a Miss América. E nos defrontamos com a mesma tendência ao compararmos as circunferências do busto, da cintura e dos quadris de três mulheres-símbolo dos anos 1950, 1960 e 1990: Marilyn Monroe (94, 58, 91 cm), Twiggy (81, 56, 81 cm) e Kate Moss (84, 58, 89 cm), respectivamente. Além disso, o índice de androginia das duas últimas apresenta-se sensivelmente maior que o de Marilyn Monroe.

Quanto à idade, pesquisadores como Thomas Cash sugeriram uma diferenciação representativa, mas útil, entre o conceito estético sobre o próprio corpo e a importância dada a ele.

Em geral, o conceito em relação à imagem física, com o passar dos anos, torna-se fatalmente pior. Mas, por outro lado, ao envelhecermos temos a tendência de dar menor importância à imagem corporal, ou talvez até, mais exatamente, dar uma importância diferente. Por isso, nos estudos sobre a imagem corporal na idade mais avançada, mostra-se oportuno que os instrumentos psicométricos utilizados tenham condições de encontrar a divergência entre o julgamento que se faz da própria imagem e o tipo de valor subjetivo atribuído a esta. Para muitas mulheres, com a velhice, o problema do aspecto físico adquire uma posição distinta que se reflete, de acordo com a pesquisadora australiana Marika Tiggemann, na variação de alguns índices de interesse corporal: a autoestima ligada à imagem física, a tendência em esconder-se e o contínuo controle do corpo. Vamos nos deter um pouco nestes três pontos.

Nas mulheres em geral, o grau de relação entre a autoestima e a capacidade de ser sexualmente atraente é maior na adolescência e na juventude, com tendência a diminuir nas idades seguintes. Principalmente nas sociedades ocidentais, o corpo feminino tem sido cada vez mais considerado um objeto a ser visto e julgado. Seguindo essa linha tirana de pensamento que faz do corpo um *objeto*, as mulheres acabaram assumindo a própria a visão de seus observadores, que, em consequência, as leva a julgarem-se, antes de tudo, um produto a ser avaliado pela aparência.

A tendência a esconder-se estaria relacionada, segundo Tiggemann, ao contínuo monitoramento do próprio aspecto físico, à ansiedade e à vergonha em relação à ideia de serem vistas pelos outros e os distúrbios alimentares que entram em campo para tentar contrastar as preocupações relativas ao aspecto pessoal e a sua exposição.

A *tendência a esconder-se* alcançaria seu grau máximo no início do período reprodutivo, logo após a puberdade, enquanto o envelhecimento e o declínio físico diminuiriam a possibilidade de tornarem-se objeto sexual e permitiriam certa emancipação em relação ao julgamento dos outros e à necessidade de estarem constantemente controlando o próprio corpo. Uma forma atenuada de tal tendência poderia ser encontrada na atenção que muitas mulheres mais velhas dão ao vestuário e aos acessórios. Kevin Thompson falou a respeito disso como forma de *controle secundário.*

Marika Tiggemann e Jessica Lynch sustentam a ideia de que a imagem corporal nas pessoas mais velhas é o resultado de uma espécie de equilíbrio entre os fatores com um efeito contrastante: os processos de envelhecimento e decadência representam um motivo de insatisfação crescente em relação aos ideais estéticos vigentes; mas a tendência de investir em aspectos alternativos de mais qualidade e de dar menos importância ao próprio aspecto físico abranda o mal-estar.

As pessoas com excesso de peso não admitem sempre com franqueza a sua insatisfação estética. Um indicador indireto é aquele oferecido pela diferença entre o peso real e o peso desejado, isto é, pelas expectativas expressas em termos da esperada perda de peso.

Entre 1999 e 2001 foi feita na Itália uma vasta pesquisa sobre vários aspectos ligados à obesidade e qualidade de vida (*Studio Quovadis*). Participaram 25 centros médicos e universitários e foram colhidos dados relativos a uma ampla população de pacientes obesos que procuravam ajuda médica. Entre outras coisas, foram estudadas as expectativas de perda de peso de 1.891 indivíduos (1.473 mulheres) com idade média de 45 anos e valor médio de IMC em torno de 38.

Em média, o peso sonhado resultou daquele correspondente a um valor de IMC de 26 e, para alcançá-lo, seria necessário perder 32% do peso inicial. Resultou em média que o peso máximo aceitável era aquele relativo a um IMC de 29, isto é, igual a uma perda de peso de 23%. Estes dados numéricos mostram bem a amplitude da distância entre o peso real de um lado e o peso ideal, ou peso máximo aceitável, do outro; revelam com clareza o grau de insatisfação corporal presente em muitas pessoas gordas e indicam o quanto estão fora da realidade as expectativas em relação à perda de peso, se formos compará-los aos resultados que os tratamentos para combater a obesidade conseguem alcançar.

Nessa mesma amostragem, constituída principalmente por pacientes de meia-idade com obesidade de grau elevado, a preocupação com a saúde presente e futura foi o motivo mais frequente declarado para se perder peso. Mas em muitos outros casos foi citada em primeiro lugar a insatisfação estética, sobretudo entre as mulheres mais jovens com menores graus de obesidade e histórico de regimes começados há mais tempo.

Obesidade em graus menos elevados... O desconforto com o corpo não é proporcional a quanto peso se tem em excesso. Uma outra prova, se ainda fosse necessário, é o fato de que a imagem do corpo, a sua representação mental, o aspecto emo-

Obesidade e excesso de peso

cional e o juízo de valores que o acompanham somente em parte estão ligados à morfologia objetiva.

Fazendo regime há muito tempo... A idade na qual o peso começa a ser um problema influi na insatisfação com o próprio corpo? Na década de 1960, Albert Stunkard achava que os transtornos com a imagem do próprio corpo eram mais intensos nos indivíduos em que a obesidade apareceu na infância ou na adolescência. O pesquisador notou também que esses mesmos indivíduos não conseguiam esquecer que tinham sido objeto de zombarias e preconceitos na família ou fora de casa, por exemplo, entre grupos de jovens da mesma idade.

Vários estudos posteriores também apoiaram essa mesma ideia. Jane Wardle e seus colaboradores, em uma pesquisa feita com 105 mulheres inglesas obesas, descobriram que o grupo que sofreu o início do processo de obesidade mais precocemente, antes dos 16 anos, apresentava maior índice de insatisfação com o próprio corpo (independentemente dos valores reais do IMC), autoestima mais baixa e lembranças ligadas a prejulgamentos e chacotas.

A duração total do período de obesidade também era considerada e tinha um aspecto desfavorável. Mulheres acima do peso sempre tiveram pontuação mais baixa, isto é, piores, no teste *Body Esteem Scale*, que mede o grau de satisfação com o corpo. O resultado sugere a noção de que o período de tempo em que a obesidade está presente tem impacto negativo cumulativo sobre a aceitação do próprio aspecto físico na idade adulta.

Finalmente, outro complicador da obesidade é o Transtorno da Compulsão Alimentar Periódica (TCAP), que se caracteriza pela ingestão de grandes quantidades de comida asso-

A OBESIDADE COMO PROBLEMA ESTÉTICO

ciada à perda de controle, tornando inapropriados quaisquer métodos para manutenção de peso. Tal distúrbio alimentar é descrito no DSM-IV, entre os critérios provisórios de diagnóstico. Mas muitos clínicos consideram que os desenfreados ataques de gula quase sempre estão ligados a uma disfunção mais grave do corpo. E já são numerosas as confirmações de tipo experimental: uma imagem corporal negativa parece ser uma característica essencial da obesidade agravada pelo TCAP, tanto nos homens como nas mulheres. Para destacar o caráter acumulativo e os tipos comuns dos fatores de risco, devemos consequentemente nos lembrar de que, na compulsão alimentar, a obesidade tem uma idade de insurgência em média mais precoce em relação aos obesos não compulsivos.

A rejeição do corpo obeso é maior nas classes sociais mais elevadas e difere entre as raças e culturas. Além disso, nas sociedades multirraciais, é importante não atribuir a fatores étnicos as diferenças relacionadas principalmente com a classe socioeconômica.

Nos Estados Unidos muitos estudiosos sustentam, há algum tempo, que as mulheres afro-americanas recebem menos estímulos para serem magras e, se forem obesas, demonstram importar-se menos do que as mulheres caucasianas ou hispânicas com a mesma idade. Todavia, assumir que as populações brancas são as que mais sofrem com os distúrbios alimentares e com a imagem do corpo deve ser reexaminado criticamente por pelo menos três razões:

- os estudos comparativos entre diferentes culturas ainda são insuficientes por razões numéricas e por qualidade, e não permitem generalizações convincentes;

- os instrumentos psicométricos elaborados e aceitos nas culturas ocidentais não podem ser aplicados diretamente em contextos diferentes;

- é essencial distinguir a *etnia de origem* da *identificação étnica*, bem como estudar com atenção os efeitos dos processos migratórios e as divergências entre as primeiras e as segundas gerações de imigrantes.

Perder peso melhora o desconforto com o próprio corpo?

Sabe-se que perdas de peso duradouras, na ordem de 5 a 10%, já começam a associar-se a melhoras significativas em relação às doenças da obesidade e outras a ela relacionadas, e podem ser consideradas um sucesso do ponto de vista médico. Mas para a maioria das pessoas obesas representa resultados totalmente insatisfatórios: as expectativas são maiores e profundamente ligadas à imagem do corpo.

É surpreendente o fato de que – a despeito da importância do fator estético como motivação para fazer regime – faltam até agora estudos mais amplos e cuidadosos sobre as mudanças, a breve, médio e longo prazo, sobre a imagem do corpo que têm os obesos que seguem programas dirigidos à perda de peso.

É verdade que alguns autores citam uma redução da insatisfação com o próprio aspecto físico logo após significativa diminuição de peso, obtida através de intervenções cirúrgicas ou com regimes totalmente restritivos. Em geral, porém, trata-se de estudos com acompanhamento por tempo bastante breve. Sabe-se que na obesidade as perdas de peso quase sempre são momentâneas. Perguntamos: é possível manter a mesma postura serena em relação à imagem do corpo, mesmo após uma recuperação de peso ou de um histórico de engorda-emagrece (a "síndrome do io-iô", também chamado de *weight-cycling*)?

Torna-se realmente difícil imaginar. Além disso, não podemos ter certeza de que emagrecer é sempre suficiente para melhorar a relação com o próprio corpo.

Segundo Thomas Cash e outros pesquisadores, algumas pessoas obesas, depois de terem perdido peso e entrado na faixa da normalidade, continuavam a responder os questionários sobre a imagem do corpo de modo mais próximo aos obesos do que àqueles com peso normal. A propósito disso, os autores falam em *vestigial effect*, traço residual.

As observações clínicas encontram casos em que, após uma dramática perda de peso, por exemplo, graças à cirurgia de redução do estômago, desenvolvem sentimentos de estranheza em relação ao próprio corpo ou até transtornos como bulimia ou anorexia – graves distúrbios ligados ao aspecto físico.

Insatisfação adquirida ou já preexistente e persistente? Mesmo durante toda uma vida, são bastante frequentes os eventos inversos, da anorexia à bulimia e finalmente à obesidade. Permite-nos supor que, pelo menos em alguns casos, um profundo descontentamento com o corpo precede a obesidade, contribui para o seu aparecimento, encontra em tais condições um fator defensivo e consegue sobreviver a uma eventual perda de peso.

É possível que o aparecimento precoce, na fase de crescimento, torne a insatisfação com o corpo algo mais tenaz e persistente – inclusive e apesar de eventuais perdas de peso – e que isso ocorre, como já havíamos assinalado, não somente nas pessoas da raça branca.

Portanto, a perda de peso somente tem efeito parcial, não linear e pouco previsível sobre a imagem do corpo que os obesos têm de si mesmos.

Além disso, à parte os efeitos da perda de peso ponderal, a relação entre o IMC e o desconforto com o próprio corpo nunca se mostra linearmente positiva, nem em nossa cultura nem em outras. Demonstrou bem isso o estudo realizado em 1999, nas ilhas Fiji, com um grupo de pesquisadores guiados por Anne Becker, antropóloga da Harvard Medical School.

No final da década de 1990, naquele arquipélago vizinho à Nova Zelândia, aconteceram mudanças socioeconômicas notáveis, e em 1995 foi implantada a primeira estação televisiva, que começou a transmitir programas ocidentais, realizando, segundo a própria expressão de Becker, "um enésimo caso de colonização midiática".

No período de dez anos, em uma amostragem com mulheres fijianas, encontrou-se um dramático aumento dos casos de excesso de peso/obesidade (prevalência total de 84%). No mesmo período mudaram os ideais estéticos relativos às formas e o peso do corpo, e a magreza tomou o lugar mais alto, aquele ocupado anteriormente pela opulência. Difundiu-se uma profunda insatisfação com a imagem física, relacionada com o peso corporal indesejado.

Diante desses dados, parece adequada a administração de programas terapêuticos nos quais se persigam conjuntamente tanto a queda de peso racional como a satisfação em relação à imagem que se tem do próprio corpo. Principalmente porque a insatisfação com a aparência pode contribuir para a recuperação do peso perdido.

Porém, Elena Ramirez e James Rosen descobriram que adicionar um programa de terapia de imagem corporal, de tipo cognitivo-comportamental, a um programa para tratamento da obesidade não melhora os resultados gerais nem a sua manutenção, tanto no que diz respeito ao peso quanto à insatisfação estética. Um recente estudo-piloto sobre os efeitos, a breve e a médio prazo, dos tratamentos psicoterapêuticos direcionados a promover a aceitação de moderada perda de peso (entre 5 e 10%) assinalou que, ao contrário, uma maior satisfação com resultados mais modestos está associada a uma maior estabilidade deles.

Estamos ainda no início do conhecimento e das possibilidades dessas úteis atitudes nesse campo.

6 Perder peso... Quanto? Como?

A síndrome do io-iô e a opção dos 10%

A original história da obesidade está caracterizada por um aumento de peso progressivo, ano após ano. Recorrer a regimes tende a diluir o processo e a produzir uma diminuição quase sempre temporária, seguida de aumentos que ultrapassam, antes ou depois, o peso inicial anterior ao regime. É o quadro conhecido como "síndrome do io-iô" ou "efeito sanfona" – denominado pelos autores de língua inglesa como *Weight Cycling Syndrome* –, que acontece mais frequentemente no histórico das pessoas que têm lutado contra a obesidade a partir deste último meio século. É possível que tal síndrome seja um fator de risco mais grave para a saúde do que o excesso de peso estável, exatamente porque, depois de cada ciclo de sobe-e-desce, a composição corporal tende a piorar com um aumento de massa gordurosa e redução do metabolismo.

Em relação ao plano psicológico, a síndrome do io-iô foi rebatizada por Janet Polivy e Peter Herman como a "síndrome da falsa esperança". A expressão resume aquele tipo de coação que se repete quando o indivíduo continua a tentar a mesma operação que já tinha fracassado tantas vezes, sem mudanças substanciais, nem de método, nem de posição subjetiva, e, portanto, sem que alguma coisa torne provável a vitória. Interromper esses processos e parar a progressão do peso já é um primeiro passo positivo. Alcançar estavelmente valores normais de peso corporal (IMC que figuram entre valores 18,5 e 32,5) é o objetivo ideal; infelizmente, improvável na maior parte dos casos.

Mas, então, quando podemos estabelecer que conseguimos uma operação terapêutica capaz de combater a obesidade e o excesso de peso? A duração no tempo é um critério essencial. Alguns médicos baseiam a definição de sucesso na manutenção da perda de peso programada por pelo menos cinco anos. Outros observam que, se para considerar alguém livre da obesidade significa que a pessoa deve alcançar o peso ideal e mantê-lo por pelo menos cinco anos, poderíamos concluir que é mais provável a cura da maior parte das neoplasias malignas do que da obesidade: fracassos, recaídas durante o percurso e reincidências depois de se ter alcançado a meta superam 90% dos casos.

Talvez devêssemos procurar um parâmetro de avaliação das curas mais amplo e mais flexível, capaz de levar em conta as diversas variáveis que fazem do excesso de peso um estado morboso.

Sobre um ponto não temos mais tantas dúvidas: se uma pessoa com excesso de peso emagrece, a sua saúde vai melhorar. Abraçando esta tese, podemos escolher mensurar os resultados dos tratamentos contra a obesidade baseados em parâmetros clínicos, mais do que sobre a importância da perda de peso; do ponto de vista médico, a perda de peso é somente um instrumento.

OBESIDADE E EXCESSO DE PESO

A tabela 9 resume os principais objetivos clínicos nos quais as novas atitudes devem inspirar-se:

Tabela 9. Objetivos clínicos do tratamento de excesso de peso e obesidade.

Objetivo	Parâmetros
Gordura visceral	Redução da circunferência da cintura.
Reduzida tolerância glucídica (diabetes tipo 2)	Normalização ou significativa melhora da glicemia ao acordar; redução da hemoglobina glicosilada; suspensão dos remédios antidiabéticos ou redução da sua dosagem diária.
Hipertensão arterial	Normalização ou melhora na pressão arterial; suspensão dos remédios anti-hipertensivos ou redução da sua dosagem diária.
Hiperlipidemia	Normalização ou significativa melhora dos níveis de lipídios no sangue; suspensão dos remédios ministrados para corrigir a dislipidemia ou redução da sua dosagem diária.
Síndrome das apneias obstrutivas do sono	Desaparecimento ou melhora das apneias noturnas; desaparecimento ou melhora da sonolência diurna e dos sintomas da Síndrome de Pickwick.
Patologias osteoarticulares	Melhora nas dores e na mobilidade articular; suspensão dos remédios antiespasmódicos ou anti-inflamatórios ou redução da sua dosagem diária.
Função sexual e reprodutiva	Melhoria na atividade sexual; nas mulheres, regularização dos ciclos menstruais.
Aspectos psicossociais	Melhoria nos distúrbios psicopatológicos (imagem negativa do corpo, ansiedade, depressão) e na qualidade de vida; suspensão dos remédios psicotrópicos ou redução da sua dosagem diária.

Já falamos por diversas vezes sobre a importância da circunferência da cintura – índice confiável para determinar a gordura visceral. O tecido adiposo visceral é um grande fator de risco, principalmente cardiovascular. A sua redução, mesmo modesta, está associada a rápidas e significativas melhoras nos quadros metabólico, hemodinâmico e respiratório. As mudanças na circunferência da cintura medem – muito mais do que a variação de peso – o grau de aproximação aos objetivos clínicos que acabamos de mencionar: os valores deveriam cair abaixo de 102 cm nos homens e de 88 cm nas mulheres, e a relação entre a circunferência da cintura e a dos quadris, abaixo de 1,0 ou de 0,85, respectivamente, para os dois sexos.

O que é a hemoglobina glicosilada ou glicada (HbA_{1c})? É a quantidade de hemoglobina ligada à molécula de glicose: é mais alta que o normal (4–6% do total) nos indivíduos diabéticos com hiperglicemia crônica e reflete a qualidade de controle glicêmico que o paciente tem tido nos dois, três meses anteriores ao teste. Perdas de peso, inclusive as modestas, ajudam a prevenir o diabetes tipo 2, associado à obesidade, e oferecem uma contribuição preciosa ao controle glicêmico nas pessoas que estão acima do peso e que já tenham desenvolvido tal patologia (marcada pela diminuição dos valores de HbA_{1c}), permitindo reduzir a dosagem dos remédios de combate a diabetes. Devemos lembrar, como uma nota à parte, que estamos falando de diabetes melito, quando a glicemia supera 126 mg/dl em jejum e 200 mg/dl duas horas após a ingestão oral de glicose (administração de 75 g de glicose diluído em 300 ml de água depois de uma noite sem se ter ingerido nenhum alimento).

Ao contrário, fala-se de reduzida tolerância à glicose para valores encontrados em jejum entre 100 e 126, e, depois de uma dose, entre 140 e 199. É necessário assinalar que, em muitas pessoas acima do peso, o diabetes tipo 2 surge de forma insidiosa, sem apresentar os clássicos sintomas da sede tenaz e da abundante necessidade de urinar; portanto, são indispensáveis análises de laboratório precoces e repetidas.

Com referência às funções sexuais e reprodutivas, vale recordar que o excesso de massa gordurosa traz-lhes danos, tanto nos homens como nas mulheres. Nestas últimas, em especial, as irregularidades do ciclo menstrual, com obesidade e doença a ela coligadas, dizem respeito tanto à fase estrogênica como à luteínica; já a diminuição do peso, inclusive modesta, tornou possível a muitas mulheres alcançar a gravidez desejada há anos.

Para as artropatias degenerativas, ao contrário, o caso é diferente. A melhora na mobilidade articular está diretamente ligada ao valor da perda de peso e impõe uma maior perda possível. Nos casos graves de artrose nos quadris (coxartrose) e nos joelhos (gonartrose), pode tornar-se necessário o recurso das intervenções cirúrgicas ortopédicas que, de toda forma, já exigem emagrecimento. Por outro lado, esse problema ataca principalmente as mulheres em idade avançada, com obesidade de longa data, com histórico de exercícios físicos de porte bem moderado. A sua capacidade de gasto energético é baixa e a perda de peso torna-se realmente difícil. São situações nas quais um balão intragástrico pode ajudar. O balão intragástrico é introduzido por via endoscópica e mantido por cerca de seis meses. Durante tal período – sobretudo nos primeiros meses – pode ser válido o auxílio da insubstituível dietoterapia.

Os aspectos psicossociais, por fim, apresentam problemas complexos. É verdade que perder peso – mesmo pouco – parece trazer para muitas pessoas certa melhoria do humor, da relação com a própria imagem física e daqueles aspectos do funcionamento físico, psíquico e social que se resumem na expressão "qualidade de vida".

Mas também é verdade que nesse campo a subjetividade individual torna-se determinante e os efeitos dos tratamentos são muito menos previsíveis. Para dar somente um exemplo, a insatisfação e o desconforto ligados à própria imagem não pioram de acordo com o grau de excesso de peso e, com certeza, não melhoram proporcionalmente aos quilos perdidos.

Vamos retornar à pergunta: quando podemos dizer que um tratamento terapêutico para o excesso de peso ou obesidade deu certo? Pesquisas específicas, com acompanhamento temporal, nos levam a considerar uma queda de 10% nos valores (até de 5%) como um objetivo terapêutico razoável e satisfatório. Razoável porque pode ser obtido através da mudança no estilo de vida, sem restrições calóricas muito severas e, portanto, pouco toleráveis. Satisfatórias porque se associam, em muitos casos, a significativos benefícios metabólicos e cardiovasculares.

Em muitos casos, mas não em todos. Vamos olhar os dados com atenção para ver também as sombras e não somente as luzes dessas pequenas reduções no peso corporal. Citamos o exemplo de que estudos importantes com finlandeses e americanos obtiveram o resultado esperado – eliminar o desenvolvimento da diabetes através de mudanças no estilo de vida, com queda no peso, modesta mas estável, em mais da metade dos casos. É um

Obesidade e excesso de peso

dado estatisticamente expressivo, um objetivo desejável sob o ponto de vista clínico e uma boa oportunidade de economia para os atravancados balanços financeiros dos serviços nacionais de saúde pública. Todavia, não é irrelevante o percentual de casos em que a meta não foi alcançada: mais de 40%! Então é necessário estabelecer reduções de peso maiores – na ordem de 20% –, mais difíceis de alcançar e menos estáveis no tempo.

Comer menos...

Todo obeso tem – ou já teve – uma alimentação hipercalórica em relação ao seu consumo. E perder peso impõe sempre instituir um equilíbrio energético negativo: comer menos calorias do que se está queimando. Os regimes entendidos como controladores e de equilíbrio na alimentação tornam-se um dos pilares dos tratamentos médicos que lidam com o excesso de peso e a obesidade.

Cinquenta anos de insucessos nos fazem lembrar de que a elaboração de um regime é uma intervenção que não seria incorreto definir como psicoterapêutica, porque tem por propósito modificar de forma mais definitiva os hábitos, os costumes, o estilo de vida, os processos mentais, o equilíbrio familiar e social, isto é, fenômenos e aspectos práticos que agem na ordem psicológica. Prescrever uma dieta sem uma cuidadosa avaliação preliminar, sem uma preparação teórica específica e sem um apoio técnico adequado é uma atitude inútil e arriscada.

Repetimos diversas vezes que a obesidade é uma condição crônica: não se pode pensar em resolver o problema de uma vez por todas com um período demarcado de regime de baixas calorias, e é pouco provável que alguém consiga respeitar por toda a vida uma dieta alimentar totalmente restritiva. Além disso, muitas vezes os regimes são prescritos pelos médicos de forma mecânica, com uma lista de alimentos cheia de dosagens e medidas irreais, e até recorrendo à parafernália dos computadores com softwares de cálculos calóricos e composições alimentares.

O insucesso das dietas clássicas, a partir do elementar bife grelhado e salada, disparou no mercado. Da imaginação dos médicos e charlatões nasceram infinitas soluções milagrosas, com nomes extravagantes, misteriosos, convidativos: desde a dieta do suco, da sopa, da Lua, de Beverly Hills..., até chegar a presumíveis intolerâncias alimentares. O resultado é sempre o mesmo: perde-se peso (qualquer regime de baixa caloria faz emagrecer); depois tem início a perda de controle sobre a alimentação e torna-se a engordar. Isso sem falar nos *shakes*, fórmulas e folhetos que aumentam o pacote das receitas, sempre parecidas, que todas as pessoas obesas recebem ao peregrinar de um especialista a outro à procura do Santo Graal, o cálice da salvação definitiva.

Na tentativa de superar esse problema crucial, em torno do qual gira o sucesso ou o fracasso de um programa de perda de peso, hoje em dia se recomenda uma estratégia multidimensional, que preveja a integração de operações que vão agir sobre os hábitos alimentares, ativando os exercícios físicos e trabalhando os aspectos psicossociais. Na fase de crescimento é indispensável envolver a família e a escola.

As etapas dessas operações, que chamaremos de dietoterapêuticas, são o cálculo das necessidades energéticas, a reconstrução dos hábitos alimentares e a forma de comer, as predileções e as aversões, os horários das refeições e as possibilidades de modificá-las. Sabe-se que existe um círculo vicioso restrição-desinibição (interrupção do controle cognitivo sobre a alimentação até chegar à compulsão de se empanturrar) que pode ser desencadeado por regimes de baixas calorias, superrestritivos, principalmente se forem repetidos. Entrevistas detalhadas e testes psicométricos ajudam a reconhecer os transtornos de comportamento alimentar e de imagem corporal, e os sintomas de ansiedade e de depressão que aumentam o risco de serem ponto de partida para terríveis processos.

Uma primeira e simples atitude é a de regularizar os hábitos alimentares.

O horário de trabalho para quase todos tem se estendido. As pessoas não fazem mais o café da manhã por pressa e não almoçam adequadamente porque seria perda de tempo; quando é necessário e for possível, comem um sanduíche. À noite, chegam a sua casa em condições de restrição alimentar, depois de terem sentido, por diversas vezes, o sinal fisiológico da fome; portanto, se colocam em elevado risco de descontrole alimentar. Nessas condições, sem perceber, não é difícil que consumam cerca de 3 mil calorias, muito mais de quanto seria necessário para um dia inteiro.

A reconstrução de ritmo adequado, com a primeira refeição rica em carboidratos – como já havíamos dito nos primeiros capítulos, pela manhã o cérebro tem necessidade de glicose, isto é, de carboidratos –, já oferece a base para uma nutrição correta. Podemos continuar até a hora do almoço com uma refeição leve (talvez somente uma massa ou um arroz com verduras), permitindo que cheguemos à noite em condições metabólicas e fisiológicas sadias e, portanto, prontos a consumir um jantar moderado.

Podem ser obtidos resultados úteis inclusive somente corrigindo o ritmo das refeições e redistribuindo a quantidade calórica cotidiana: 20% pela manhã e 40% em cada uma das outras refeições principais.

Um aspecto importante é a contribuição equilibrada das substâncias indispensáveis, os macronutrientes (por exemplo, as proteínas) e os micronutrientes (por exemplo, ferro e vitaminas). Em linhas gerais, uma dieta balanceada deveria oferecer a entrada de calorias previstas através dos carboidratos em 60%, das proteínas em 20% e outras 20% em gorduras. Além disso, assim como o peso, as gorduras têm maior poder calórico: um grama de gordura vale 9 calorias, enquanto um grama de proteínas ou carboidratos produz menos de 5. O método mais eficiente é reduzir os temperos, principalmente o óleo. Um exemplo: um prato de espaguete com molho de tomate, manjericão e pimenta vermelha tem cerca de 350 calorias; a mesma quantidade de espaguete à Matriciana, temperado com óleo e bacon, tem 700, o dobro.

Vamos nos deter e refletir sobre o problema dos hábitos. Os italianos, por exemplo, são, ao mesmo tempo, grandes produtores, grandes importadores e os maiores consumidores de azeite de oliva. Apreciam as suas boas qualidades gastronômicas e exaltam – até demais – suas propriedades benéficas, como a de reduzir o colesterol e ajudar a prevenir as doenças cardiovasculares. Mas não devemos nos esquecer de que o azeite tem uma concentração calórica altíssima: uma colher corresponde a mais de 100 calorias.

Obesidade e excesso de peso

Reduzir ou, para quem consiga, abolir os temperos não significa eliminar toda a gordura da dieta – pois ela é indispensável ao equilíbrio nutricional –, porque muitos alimentos, animais ou vegetais, já têm gorduras próprias. O importante é ter consciência e ensinar as crianças a consumir com moderação comidas temperadas, já que são os adultos que criam os hábitos, os quais se tornam regras.

Na verdade, se conseguíssemos regular o ritmo das refeições e limitar as gorduras, ficaríamos livres dos regimes, reduzindo os riscos de recaídas que eles comportam. Uma dieta alimentar com o objetivo de perder peso deve ser, no mínimo, hipolipídica: as gorduras têm menor poder de saciar dos que os carboidratos e as proteínas, em iguais calorias. Por outro lado, como todos já sabemos, é importante observar a quantidade e o consumo diário de verduras e frutas. Se o conteúdo de proteínas animais for modesto, como nas dietas vegetarianas, os aminoácidos essenciais devem chegar através dos cereais e legumes. A ingestão diária de vitaminas e minerais pode ficar seriamente comprometida quando a quantidade de calorias se aproxima de mil calorias/dia. Então se torna necessário criar uma apropriada integração, de acordo com a literatura especializada no assunto. Por exemplo, nem sempre damos ao cálcio a importância devida; a necessidade diária de cálcio é elevada, cerca de um grama, e aumenta nos idosos. Uma simples sugestão: não deve ser usada água oligomineral, mas somente mineral. Na verdade, a água naturalmente já contém boas quantidades de cálcio. Cabe também agora desmistificar o medo de cálculos renais em relação ao conteúdo de cálcio nos alimentos e na água. O que acontece é justamente o con-

134

PERDER PESO... QUANTO? COMO?

trário: para as pessoas com risco de apresentar cálculos renais, aconselha-se aumentar a ingestão de cálcio com a alimentação, pois assim se formam sais no nível intestinal, contrastando com a absorção das substâncias que podem cair para as vias urinárias (por exemplo, os oxalatos).

Uma perda de peso considerada razoável, que respeite o equilíbrio psicobiológico, deveria manter-se entre 500 e mil gramas por semana. Um indivíduo não totalmente sedentário, para manter seu peso, precisa – dependendo da sua altura, idade e sexo – de 1.800 a 2.500 kcal/dia. Para diminuir de peso no ritmo indicado, sem aumentar muito a atividade física, deverá reduzir a ingestão calórica diária de 550 a mil calorias.

Quando as calorias disponíveis por dia estão entre 1.200 e 1.500, um nutricionista especializado constrói facilmente um programa alimentar equilibrado e, inclusive, satisfatório. Abaixo desses valores, a tarefa torna-se muito mais trabalhosa.

O problema mais importante e difícil continua sendo a manutenção da perda de peso ao longo do tempo.

... e se mexer mais

A palavra grega *dìaita,* da qual deriva, no português, "dieta", ao contrário desta última, não se referia somente à alimentação, mas indicava o modo de vida em geral e as regras a serem seguidas para manter um bom estado de saúde. E juntamente ao controle equilibrado da alimentação, a atividade física é o outro componente do estilo de vida que tem por objetivo a prevenção e o combate ao excesso de peso.

135

Sob este prisma, muitos brasileiros parecem ser bem preguiçosos. Segundo o Ministério da Saúde, ainda que cerca de 16% da população faça pelo menos 30 minutos de atividade leve e moderada ou 20 minutos de atividade física intensa cinco vezes por semana, o grupo de sedentários ainda é a maioria. Para os especialistas, trata-se de um índice bastante preocupante, já que, do contingente de inativos, 26,3% declararam não terem realizado *nenhuma* atividade física em um período de três meses: não andaram para chegar ao trabalho, não fizeram exercícios durante o expediente nem foram responsáveis pela limpeza de casa. E o percentual de sedentários é maior entre os homens do que entre as mulheres. No grupo masculino, 29,5% são totalmente inativos, enquanto no feminino, 22,2%. Essa distribuição ocorre em todas as capitais do País, com exceção de Macapá, Manaus e Recife – nessas cidades, o grupo de mulheres sedentárias é maior.

O elevado grau de sedentarismo por si só já reduz a expectativa de vida: o excesso de peso e a inatividade física são fatores de risco quando atuam independentemente, seja nos casos de diabetes tipo 2, seja nos de problemas cardiovasculares. Quando atuam em conjunto, o risco se multiplica.

Nestes últimos anos, a OMS desenvolveu uma estratégia global sobre regimes, atividade física e saúde com uma série de indicações para os governos e as diferentes partes envolvidas. Entre as recomendações estão o aumento do consumo de frutas e verduras, a redução na quantidade e na proporção de gorduras, sal e açúcar, a substituição de gordura animal saturada pela gordura vegetal não saturada e atividade física aeróbica diária (caminhada, corrida leve, natação, ciclismo, patinação, dança). A atividade física que se insere nos programas de controle e redução de peso corporal deve ser do tipo leve ou moderada, mas principalmente constante; caso contrário, os efeitos podem tornar-se contraproducentes, nos períodos em que deixa de ser praticada.

A inatividade total é muito perigosa, enquanto um nível modesto de movimentos é suficiente para diminuir os riscos à saúde: basta caminhar duas horas e meia por semana para se obter vantagens significativas. Caminhar meia hora por dia é útil a quem quer manter o peso, e uma hora para quem está procurando diminuí-lo. Muitos médicos sugerem o uso de um conta-passos, ou podômetro, para assegurar-se de ter percorrido dez mil passos por dia, medida recomendada, por exemplo, pelo conhecido Center for Disease Control and Prevention de Atlanta.

Caminhar. Vamos dar uma olhada nas vantagens deste tipo de atividade física, muito simples e tranquila, que pode ser praticada em todas as idades e não é impedimento para quem está com excesso de peso, a não ser em casos extremos. Como todos os exercícios físicos moderados e prolongados, a caminhada favorece o consumo de gordura e não dos açúcares, preserva a massa muscular durante os regimes hipocalóricos e combate o metabolismo basal que os regimes tendem a produzir. A importância da atividade física na cura dos processos de excesso de peso está ligada principalmente aos grandes benefícios conjuntos de tipo metabólico, cardiorrespiratório e até psicológico; para muitas pessoas, praticar exercícios melhora o humor e a relação consigo mesmo. O gasto energético direto, ao contrário, é bastante modesto. Para provocar uma perda de

OBESIDADE E EXCESSO DE PESO

peso significativa, o exercício físico deveria ser rígido, prolongado e, se possível, diário, características pouco compatíveis com uma condição de obesidade.

A tabela 10 mostra o gasto energético (em kcal) por hora de atividade física (sendo o valor mínimo correspondente a um peso corporal de 45 kg e o máximo a um peso de 90 kg).

Tabela 10. Consumo horário, em média, de kcal para diversos tipos de atividade física.

Atividade	Gasto energético kcal/hora
Bicicleta 10 km/h	240-300
Bicicleta 16 km/h	340-360
Bicicleta 20 km/h	420-480
Bicicleta 25 km/h	540-580
Bicicleta 32 km/h	600-660
Caminhada 4,5 km/h	240-300
Caminhada 6 km/h	300-360
Corrida 8 km/h	420-480
Corrida 12 km/h	600-700
Corrida 16 km/h	800-1.000
Trekking em subida	500-600
Nadar levemente	350-400
Nadar velozmente	500-700
Dança moderada	230-280
Dança intensa	300-350
Jardinagem	350-400

Atividade	Gasto energético kcal/hora
Patinação moderada	270-330
Patinação intensiva	480-580
Basquete moderado	300-360
Basquete intensivo	480-580
Voleibol moderado	300-360
Voleibol intensivo	480-580
Futebol	400-500
Tênis (simples)	400-500
Aeróbica intensiva	420-480
Canoagem vigorosa	780-960

Portanto, alguma atividade física moderada, porém regular, constitui um fator de proteção contra as doenças cardiovasculares e relativos fatores de risco: diabetes, dislipidemia, hipertensão arterial. A resistência ao uso desse recurso na prevenção e na cura dos problemas de excesso de peso e obesidade e das patologias a estas ligadas depende em grande parte dos médicos, que até agora têm desvalorizado sua importância.

Vários estudos longitudinais – a eficácia na cura da obesidade é medida em relação a um longo período de tempo – demonstraram que somente aqueles que conseguem vencer o sedentarismo têm tido condições de manter ao longo do tempo a perda de peso obtida com a restrição das calorias. Confiar somente neste último recurso tem levado a resultados efêmeros e a recaídas inexoráveis.

Modificar o próprio estilo de vida é difícil: hábitos inveterados, o tipo de trabalho desenvolvido, o ambiente nas cidades e o próprio excesso de peso estão entre os fatores que mais impedem a capacidade e a possibilidade de movimentar-se de forma eficaz e sistemática. Todavia, se conseguirmos entender que não é necessário ter desempenho de atleta olímpico e que somente é preciso fazer pequenas mudanças, talvez fique mais fácil conseguir vitórias expressivas. Um exemplo banal: não ter telefone na mesa de trabalho e dirigir-se até outra sala para usá-lo representa cerca de dez mil calorias a menos por ano. Em termos de peso isso significa, mais ou menos, dois quilos e meio; em dez anos, representa cerca de 25 quilos eliminados! Surpreendente, não é mesmo?

No tratamento da obesidade, o fator terapêutico principal – mais influente até do que o tipo de regime ou de atividade física desenvolvida – é manter constante e regular comunicação entre o paciente e a equipe de tratamento, provavelmente durante anos. Em épocas recentes foram experimentadas, até com alguns resultados úteis, outras formas de contato: indireto, menos trabalhoso e dispendioso, feito através de e-mail e de sites da internet.

O princípio básico é ter em mente que a obesidade é uma condição crônica e seu tratamento dura a vida toda. Esse modelo de doença crônica é ainda mais apropriado ao ser aplicado para as pessoas obesas e diabéticas.

Com exceção de algumas cirurgias bariátricas e a ajuda, ainda muito limitada, dos remédios, a cura da obesidade está fundamentada na estável mudança do estilo de vida, isto é, numa alteração nas atitudes práticas e nos processos mentais.

Todavia, as psicoterapias formais e de uso corrente no campo psicológico-psiquiátrico não são úteis para os casos de obesidade. Adaptações mais específicas, que levem em conta o conjunto das áreas biológicas e psicológicas da pessoa obesa, são mais aceitáveis e representam uma grande e atual matéria de estudo. Nesse tipo de procedimento é indispensável que se considere o problema do custo/benefício diante de uma condição, a do excesso de peso/obesidade, que atinge camadas tão vastas e heterogêneas da população.

Muitas das medidas planejadas e experimentadas nos últimos vinte anos para ajudar os indivíduos que estão sofrendo de obesidade e/ou de diabetes podem ser descritas como *psicoeducação com orientação comportamental*, mais do que as chamadas psicoterapias formais.

Os programas, desenvolvidos em geral em grupo (10-20 pacientes), em ciclos de encontros (20-30 encontros de uma hora, semanal no início e depois menos frequentes), perseguem principalmente dois objetivos: construir e manter a motivação para mudar o estilo de vida. As técnicas comportamentais e psicoeducativas (*educação terapêutica*) têm demonstrado certa utilidade, colocando como meta perdas de peso iguais, em média, a 10% do peso inicial com melhores *resultados*. Porém, vêm sendo difíceis tanto a manutenção desses resultados obtidos no decorrer do tempo quanto a prevenção às recaídas.

Além disso, nesses programas psicoeducativos, o exercício físico recebe frequentemente uma atenção muito menor em relação à alimentação – o que é um erro.

Obesidade e excesso de peso

Substâncias ultrapassadas e outras novas

Após anos de estudos e de grandes descobertas sobre os mecanismos biológicos para contrabalançar o peso corporal, a receita dos médicos para seus pacientes com peso acima da média ainda continua sendo: comer menos e mexer-se mais? Não existe nenhum remédio que possa ajudar?

Não existe remédio para a cura da obesidade. E nos parece difícil que possa ser produzido, porque o surgimento da obesidade é multifatorial e tão complexo que torna improvável uma intervenção farmacológica que traga resultados. Contudo, devemos nos lembrar de que inclusive as curas farmacológicas da hipertensão e do diabetes são sintomáticas e nem por isso têm menor valor. Algumas substâncias podem favorecer a redução do peso corporal, se tiver influência na ingestão calórica e no gasto de energia, ou em ambos.

Anfetaminas, fenfluramina, fentermina, dexfenfluramina e muitas outras têm demonstrado riscos elevados não compensadores e sem benefícios duradouros; seu uso foi até proibido. Em tratamentos terapêuticos sérios ao combate à obesidade, o uso de diuréticos, laxantes, hormônios tiroidianos, gonadotrofina coriônica, hormônio do crescimento, antidepressivos, esteróides andrógenos ou fitofármacos não pode ser levado em consideração.

Nos últimos anos, as medicações admitidas como auxiliares no tratamento, por serem muito estudadas e com resultados que demonstram segurança e eficácia, foram somente duas: o orlistat e a sibutramina. Mas outras estão para entrar em cena, ou estão em fase mais ou menos avançada de testes, como, por exemplo, o rimonabant, antagonista dos endocanabionóides, sustâncias que regulam, entre outras coisas, o balanço energético corporal, bem como influenciam o consumo de alimentos e o metabolismo das gorduras e dos açúcares.

O orlistat é uma substância parecida estruturalmente com os triglicérides. Adapta-se ao local ativo das lípases gastrointestinais (gástrico e pancreático), formando um conjunto irreversível: a enzima não fica mais disponível para a digestão dos triglicérides, e 30% deles não são absorvidos, mas eliminados pelas fezes. A inibição da lípase acontece no aparelho gastrointestinal; não foram detectados efeitos sistêmicos. A dosagem recomendada é de 120 mg nas principais refeições (três vezes ao dia). O uso do orlistat associado a um regime hipocalórico determina uma perda de peso média superior àquela induzida pelo placebo e próxima a 10%. Os efeitos adversos associados ao uso do orlistat são modestos. O principal é a flatulência, com perda de fezes oleosas, tanto mais intensa quanto maior for o conteúdo de gordura da dieta.

A sibutramina age no sistema nervoso central, aumentando a atividade de dois neurotransmissores: a serotonina e a noradrenalina. Revelou-se capaz de reduzir a ingestão alimentar, exaltando a sensação de saciedade, e de aumentar o gasto energético por elevação da termogênese. Nos homens, a administração da sibutramina leva a uma perda de peso significativamente maior que o placebo. É maior também o número de pacientes que obtém uma redução de 5-10% do peso corporal inicial, mantido pelo menos por um ano de uso. A dosagem recomendada é de 10 mg/dia. O efeito colateral indesejável, mas não perigoso, é o aumento da pressão arterial sistólica e diastólica (de 5.10 mmHg).

Quando e como usar os remédios? A recomendação para usá-los no combate à obesidade – quando o IMC for superior a 30 e somente com acompanhamento médico, em contexto terapêutico multidimensional – é controverso, uma vez que a sua eficácia cessa assim que se deixa de tomá-los e o risco de recaída é imediato. Parecem mais convincentes os argumentos daqueles que sustentam que o uso de remédios deveria ser feito depois de um adequando período de educação terapêutica, para desfrutar de sua ajuda nos momentos de maiores dificuldades.

Cirurgia da obesidade

Nos últimos anos aumentou vertiginosamente o número das cirurgias bariátricas para tratar os casos de obesidade grave e resistente a tentativas, repetidas, de tratamentos terapêuticos adequados.

Várias pesquisas demonstram a eficácia dessa técnica quando se respeitam as indicações, através de uma cuidadosa avaliação em relação aos diversos aspectos pré e pós-operatórios, efetuada por equipes multidisciplinares que compreendem o cirurgião, o anestesista, o médico clínico, o nutricionista, o psiquiatra e o psicólogo clínico. O estudo sueco *Swedish Obese Study* (SOS), recente e bastante detalhado, destacou o fato de que a cirurgia bariátrica produz importante e duradoura diminuição de peso, apesar de uma parcial recuperação, que acontece em geral após alguns anos de distância da operação,

PERDER PESO... QUANTO? COMO?

e mostrou significativos benefícios em termos de saúde e qualidade de vida. Todavia, não temos até hoje dados confiáveis sobre os casos de mortalidade, a médio e a longo prazo.

Os resultados vão sendo cada vez melhores quanto maiores forem as experiências, as especializações e a organização dos centros médicos, e quanto mais eficazes os controles multidimensionais realizados nos anos posteriores ao ato cirúrgico. O tempo médio de internação diminui com os anos: na América do Norte, caiu de 4/5 dias em 1998 para 3,3 dias em 2002. A taxa de mortalidade em hospital é de 0,1% a 0,2%; a necessidade de novas cirurgias imprevistas por complicações é de 6 a 9%; os problemas pulmonares se verificam em 4 a 7% dos casos; outras dificuldades pós-operatórias imediatas são relativamente raras (os dados são de um estudo do Departamento de Cirurgia da Universidade de Chicago, publicado no *Journal of the American Medical Association*, em 2005).

Nos Estados Unidos, entre 1998 e 2003, o número anual de cirurgias para a obesidade multiplicou em dez vezes. Em muitos países europeus a ocorrência é mais baixa, mas os franceses operados já são mais de 20 mil e a Sociedade Italiana de Cirurgia para a Obesidade (Sicob) já registrou 8.579 casos de 1996 a 2003. No Brasil, somente pelo Sistema Único de Saúde (SUS), foram 1.813 procedimentos em 2003, cerca de 2 mil em 2004 e 2.266 em 2005. Na rede privada, o crescimento é ainda maior, colocando o país como o segundo no mundo na realização desse tipo de cirurgia, ficando atrás, apenas, dos Estados Unidos, conforme a Sociedade Brasileira de Cirurgia Bariátrica (SBCB).

Obesidade e excesso de peso

Em 30 de agosto de 2003, um artigo do *New York Times* intitulado "A boom in surgery to shrink the stomach" [A disparada das cirurgias de redução de estômago] registrava que nos Estados Unidos as cirurgias bariátricas passaram em um ano de 80.000 para 120.000. O custo médio de cada operação nesse país é de cerca de 25 mil dólares. Levando-se em conta que a taxa percentual de aumento anual do número de pessoas com obesidade grave supera os 10% e, hoje, segundo as indicações em vigor, mais de 10 milhões de americanos têm as condições necessárias para submeter-se a essa cirurgia, trata-se de um ótimo investimento para cirurgiões e hospitais. Mas, diante desses dados, devemos considerar o fato de que somente alguns convênios médicos ou companhias de seguro-saúde assumem o custo do tratamento da obesidade através da cirurgia, e que o excesso de peso é mais difundido principalmente nas camadas mais pobres da sociedade. Pesquisas epidemiológicas descobriram que, ainda nos Estados Unidos, quem se submete a esse tipo de cirurgia são pessoas provenientes das faixas sociais mais abastadas e que possuem planos saúde bastante completos.

Um outro dado interessante: as estatísticas americanas indicam que já há bastante tempo são principalmente as mulheres que se submetem à cirurgia da obesidade. A desproporção tende a aumentar, uma vez que o percentual de mulheres dentre os operados subiu de 81% em 1998 para 84% em 2002. Paradoxalmente, o excesso de peso é mais perigoso para a saúde dos homens.

É verdade que o estigma social da obesidade tem um impacto maior sobre a qualidade de vida das mulheres, mas devemos nos lembrar de que a cirurgia bariátrica não deve ser con-

146

fundida com um tratamento de caráter estético, nem milagroso. As complicações precoces e tardias não devem ser desvalorizadas e os casos graves de insatisfação subjetiva não são nada raros.

Não se pode esquecer de que, depois de uma cirurgia bariátrica, o paciente não está curado, tampouco quando recupera seu peso ideal, o qual, além disso, é uma eventualidade infrequente. As operações provocam a diminuição do peso porque induzem a importantes alterações dos processos digestivos e nutricionais, além do fato de implantar, em algumas técnicas, materiais estranhos no corpo. Em certo sentido sanam criando uma outra patologia, que se espera, com bons argumentos, que seja menos perigosa que a primeira.

O problema da cirurgia de combate à obesidade afeta de maneira profunda a política de saúde pública dos países e impõe avaliações econômicas e éticas cada vez mais cuidadosas, que levem em conta os custos/benefícios em relação a vários aspectos:

- prova da eficiência e da segurança, a longo prazo, das diferentes formas de terapias cirúrgicas;
- resultados em termos de melhorias e prevenção da síndrome metabólica e de outras complicações médicas derivadas da obesidade;
- economia com a diminuição do uso de remédios, de consultas médicas, exames laboratoriais e instrumentais e internações;
- economia através da redução das ausências no trabalho e maior produtividade;

- vantagens do tipo psicossocial e, em especial, melhoria nos índices de confiabilidade na qualidade de vida.

De acordo com as orientações propostas em 2000 por duas renomadas instituições científicas americanas (National Heart Lung and Blood Institute – NHLBI e North American Association for Study of Obesity – NAASO), a cirurgia é indicada não somente nos casos de obesidade de grau III resistentes às curas médicas (IMC > ou = 40 kg/m^2), mas também nas de grau II (IMC > 34,9 e < de 40 kg /m^2) quando associadas a patologias muito graves.

A cirurgia da obesidade compreende procedimentos que objetivam:

- intervir nos processos digestivos (*tratamentos de má absorção:* derivação jejuno-ilial ou bilio-intestinal);

- limitar a capacidade gástrica (*intervenções restritivas:* gastroplastia vertical e banda gástrica ajustável); e

- combinar ambos (derivação gástrica Y-de-Roux, derivação biliopancreática com *switch* duodenal).

As figuras 4 e 5 ilustram os dois procedimentos que talvez hoje sejam os mais difundidos: bandagem gástrica ajustável e derivação gástrica Y-de-Roux.

A banda gástrica ajustável (BGA) consiste em um anel inflável de silicone colocado ao redor do estômago, logo abaixo do esôfago, coligado a um pequeno reservatório subcutâneo que permite, no decorrer do tempo, ser apertado ou alargado com simples procedimentos ambulatoriais.

O sucesso ou insucesso – no caso, uma recaída – estão profundamente ligados ao regime alimentar e, portanto, a uma boa capacidade de autodisciplina. A eficácia da bandagem pode ser anulada por contínua alimentação fora de horário e pela ingestão de bebidas calóricas (álcool em especial, mas leite e bebidas doces também, entre outras) ou de alimentos que se dissolvem facilmente (chocolate, sorvetes). Em geral, imagina-se que a bandagem gástrica ajustável não seja indicada nos casos de Transtorno da Compulsão Alimentar Periódica, assim como em outros tratamentos de tipo restritivo, como a gastroplastia vertical.

De acordo com muitos autores, a derivação gástrica é hoje o parâmetro da cirurgia bariátrica. Existe grande quan-

Figura 4. Bandagem gástrica ajustável.

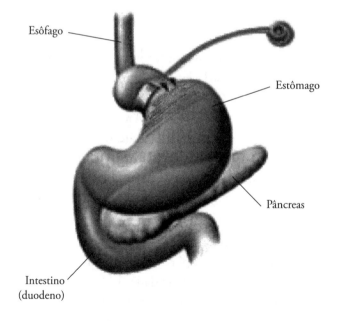

Figura 5. Derivação gástrica Y-de-Roux.

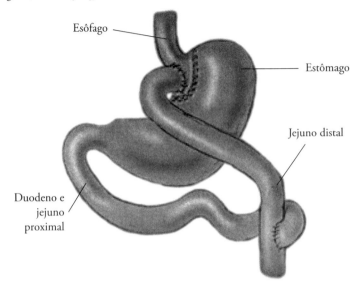

tidade de documentos que comprovam sua eficácia a longo prazo: após cinco anos da cirurgia, o excesso de peso aparece reduzido, em média, em 60%; após dez e quatorze anos, respectivamente, em 55% e em 49%. O diabetes tipo 2, a hipertensão arterial e os problemas cardiorrespiratórios quase sempre melhoram até o desaparecimento completo. A qualidade de vida no seu conjunto parece receber benefícios significativos e a satisfação, em média, é elevada, principalmente nos primeiros anos após a cirurgia.

A derivação gástrica Y-de-Roux também pode ser feita com a técnica da laparoscopia. Funciona porque reduz o estomago a um bolsão com capacidade de 10-30 ml, retarda o esvaziamento gástrico através de uma gastroenterostomia de 8-10 mm e interfere na digestão, excluindo do contato com alimentos antro o duodeno e o jejuno proximal. Ainda são incertas as provas que apoiam a tese de ocorrer uma diminuição da grelina (hormônio da fome). Variações desse tipo de intervenção, que aumentam a quantidade alimentar mal absorvida, conseguem levar a perdas de peso maiores e mais rapidamente, mas ao preço de um risco mais elevado: o da desnutrição.

No primeiro ano depois dessa técnica cirúrgica, torna-se comum a Síndrome de "Dumping" (náuseas, diarreias, tonturas e vermelhidões), após a ingestão de uma refeição rica em açúcares.

A mortalidade perioperatória em série, com muitos pacientes de alto risco, gira em torno de 1,5%. As complicações posteriores mais habituais são o déficit de vitamina B12 e a anemia. Em geral, torna-se necessário o emprego de reposição com produtos polivitamínicos (em especial de B12) e minerais (principalmente ferro e cálcio). As grandes e rápidas quedas de peso favorecem a formação de cálculos biliares. Nos casos de obesidade exagerada, após emagrecimento considerável, é essencial fazer cirurgia plástica (principalmente do tipo abdominal), devido à grande quantidade de bolsas de pele flácida que se criam na barriga, nos braços e nas coxas, bem como se submeter a controles médicos mesmo depois de muitos anos após a cirurgia, por meio de exames clínicos de acompanhamento hematológico, instrumental, psicológico e psiquiátrico.

Na cirurgia da obesidade, a avaliação pré-operatória psicológica e psiquiátrica representa um momento importante, sempre oportuna e frequentemente necessária. Os objetivos principais são identificar e avaliar os determinantes psicológicos e psicopatológicos com o intuito de excluir situações de risco de insucesso ou até de piora. As áreas exploradas compreendem os hábitos e possíveis transtornos alimentares, distúrbios psicológicos atuais ou anteriormente existentes, uso abusivo de remédios e fármacos, conhecimento informativo sobre o assunto, motivação para o tratamento e resultados esperados. Os dados disponíveis, em geral contraditórios, não permitem que sejam fixados critérios rígidos e absolutos para incluir ou excluir os diferentes tipos de técnicas, e o campo ainda está bem aberto para futuras pesquisas.

Graves distúrbios psicopatológicos, instalados ou em anamnese, alcoolismo e abuso de substâncias tóxicas ao organismo, além de interferir na capacidade para indicar um conjunto de informações válidas, podem atrapalhar os resultados pós-operatórios e impedir o grau de satisfação final.

A cirurgia bariátrica deve ser decidida por razões essencialmente ligadas à saúde, levando em conta os riscos imediatos e futuros que uma complexa e extensa forma de obesidade pode comportar. Se o procedimento cirúrgico for decidido somente para resolver uma extrema insatisfação com o próprio aspecto (imagem negativa do corpo), é provável que os resultados sejam negativos como aqueles das cirurgias estéticas, quando são feitas tentando sanar os problemas psicopatológicos da dismorfofobia.

Desilusões e insatisfações são comuns também quando a motivação para operar baseia-se na esperança de que, com um peso diferente, toda a vida da pessoa vai mudar para melhor.

Em alguns casos, por exemplo, nos tratamentos de tipo restritivo, pode ser útil um programa pós-operatório de acompanhamento, aconselhamento nutricional, eventualmente de grupo. Os grupos podem também ajudar a elaborar as mudanças psicológicas (por exemplo, de imagem do corpo) e de relacionamento (isto é, nas relações amorosas) que, em geral, as situações de perda de peso rápidas e radicais comportam.

Definitivamente, a cirurgia bariátrica é um procedimento eficaz sob o ponto de vista da perda de peso e nos casos de patologias ligadas à obesidade e seus derivados. Mas, como já dissemos, o risco a ser avaliado caso a caso é aquele de obter estes resultados substituindo uma condição patológica (obesidade) por outra (má nutrição, corpos disformes, alterações anatomofuncionais), às vezes até mais perigosa que a primeira.

Palavras finais

Um dos primeiros testes dedicados exclusivamente à obesidade foi publicado cinquenta anos atrás em Londres (William Banting, *A letter on corpulence, addressed to the public*, London, Harrison, 1869). Nas últimas décadas fomos inundados por milhares de artigos e publicações, científicas e não científicas, de boa e má qualidade, dedicados ao excesso de peso, suas causas e os possíveis remédios.

Em meio à avalanche de obras sobre dietas "milagrosas", há vários títulos com estudos interessantes e pertinentes sobre o excesso de peso e obesidade, em especial quando seguem uma orientação multidimensional biológico-psicossocial ou são escritos por pesquisadores sérios.

Também devem ser levados em conta as publicações que falam conjuntamente sobre os distúrbios alimentares: a obesidade, a anorexia nervosa, a bulimia nervosa e variantes atípicas.

Ainda é raro que psiquiatras e psicólogos conheçam os aspectos médicos dos distúrbios alimentares e do peso corporal e que saibam dialogar e colaborar com os médicos clínicos, nutricionistas e cirurgiões. E é ainda mais raro que estes últimos tenham desenvolvido conhecimentos e atitudes de apoio complementar. As experiências e o conhecimento acumulados trabalhando com pessoas obesas são preciosos, inclusive para a melhor compreensão e para a cura da anorexia e da bulimia. E vice-versa. Afinal, são lados opostos de uma mesma moeda.

Nos diagnósticos, no tratamento e na prevenção dos distúrbios alimentares e da obesidade entram em campo o mesmo grupo de profissionais. Logicamente a ênfase será diferente, em função dos diagnósticos clínicos e das características de cada caso ou de cada fase da doença. Não devemos nos surpreender, no entanto, se em algumas clínicas já se começa a experimentar a possibilidade de que uma mesma equipe médica trate casos de anorexia, de bulimia e de obesidade, atuando sobre suas áreas de confluência.

Essa, aliás, seria uma postura lógica, ao se contar com profissionais altamente especializados, e ao mesmo tempo uma economia no uso dos recursos. Análises do processo e estudos de resultados vão indicar, com o tempo, qual o melhor caminho a percorrer.

Citamos a seguir algumas revistas científicas que abordam o tema da obesidade, excesso de peso e patologias relacionadas: *Revista Brasileira de Obesidade, Nutrição e Emagrecimento* (www.rbone.com.br); *American Journal of Clinical Nutrition* (ww.ajcn.org); *Eating and Weight Disorders: Studies on Anorexia, Bulimia and Obesity* (www.kurtis.it); *International Journal of Obesity* (www.nature.com.ijo.index.htlm); *Obesity and Metabolism* (www.kurtis.it); *Obesity Research* (www.obesityresearch.org).

Também sugerimos sites de algumas sociedades científicas que cuidam da obesidade: Associação Brasileira para o Estudo da Obesidade e da Síndrome Metabólica (www.abeso.org.br); Sociedade Brasileira de Endocrinologia e Metabologia (www.endocrino.org.br/tags/obesidade/); Associação Brasileira de Transtornos Alimentares (www.astralbr.org); Sociedade Italiana para a Obesidade (www.sio-obesity.org); Sociedade Italiana para o Estudo dos Distúrbios do Comportamento Alimentar (www.disturbialimentazione.it); Sociedade Brasileira da Cirurgia Bariátrica e Metabólica (http://www.sbcb.org.br/); Sociedade Italiana de Cirurgia da Obesidade (www.sicob.org); American Society for Bariatric Surgery (www.asbs.org); European Association for the Study of Obesity (www.easoobesity.org); Naaso – The Obesity Society (www.naaso.org).

Também vale a pena destacar a Coordenação-Geral da Política de Alimentação e Nutrição, que faz parte do programa Saúde da Família do Ministério da Saúde (http://nutricao.saude.gov.br/) e traz em seu site informações importantes sobre nutrição, calculadora de IMC, tabela para cálculo do gasto calórico, testes para avaliar a alimentação, guia alimentar, informes, notícias e eventos, além de publicações e cartilhas para download.

Sumário

Introdução 5

1
O que significa obesidade?

"Globesidade": uma pandemia explosiva 12

Definição e classificação 17

O Índice de Massa Corporal não é suficiente..................23

2
Obesidade: hereditariedade...

Entradas e saídas 28

Metabolismo 29

Cérebro, glicose e estresse 35

Fome e saciedade..37

Da teoria do lipostato à leptina...................................39

Magreza e resistência à obesidade 46

Hereditariedade... a importância da predisposição genética.........48

3
... ou hábitos adquiridos?

O ambiente 51

A transição alimentar 56

O sedentarismo e o sistema de aquecimento/calefação 59

O peso do fumo..61

Informações sobre a China 64

Condição natural ou cultural? 69

4
A obesidade é uma doença?

De Hipócrates..71

... às tabelas MLIC 76

Obesidade e tempo de vida..77

Obesidade e diabetes 80

O que é a síndrome metabólica?......................................81

O aumento do peso que predispõe à síndrome metabólica..........90

Tumores..91

Respiração 92

Fígado 95

Articulações e ossos..96

5
A obesidade como problema estético

Um corpo atraente... Por quê? 97

Desenvoltura ou vergonha? O estigma social da obesidade........101

Imagem corporal 107

Como medir os transtornos de imagem corporal
nas pessoas obesas?...110

Fatores psicossociais do desconforto corporal na obesidade 112

Perder peso melhora o desconforto com o próprio corpo?..........120

6
Perder peso... Quanto? Como?

A síndrome do io-iô e a opção dos 10%.................................124

Comer menos... 130

... e se mexer mais..135

Substâncias ultrapassadas e outras novas.........................142

Cirurgia da obesidade..144

Palavras finais 154

Impresso na gráfica da
Pia Sociedade Filhas de São Paulo
Via Raposo Tavares, km 19,145
05577-300 - São Paulo, SP - Brasil - 2010